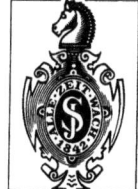

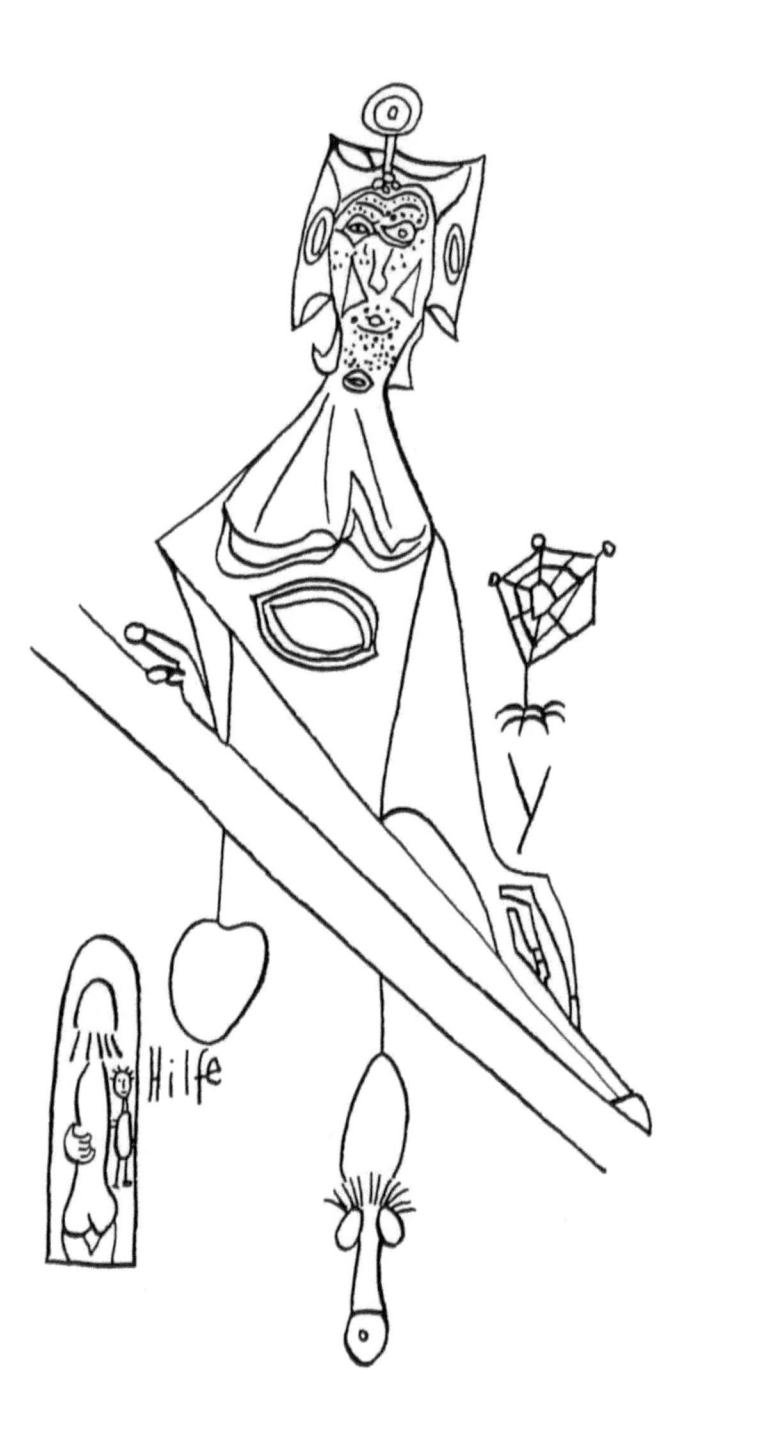

Ausschnitt aus einer in der Psychose entstandenen
Zeichnung eines jugendlichen Patienten
vor der klinischen Behandlung; siehe auch am Buchende

Siegfried Wolff

Klinische Maltherapie

Unter Mitarbeit von Susanne Ecker

Springer-Verlag Berlin Heidelberg New York Tokyo

Siegfried Wolff
Im Hagelgrund 3, 6750 Kaiserslautern 1

Susanne Ecker
Mühlbergstraße 6, 6751 Fischbach

Mit 117, größtenteils farbigen Bildern

ISBN-13: 978-3-642-70757-5   e-ISBN-13: 978-3-642-70756-8
DOI: 10.1007/978-3-642-70756-8

CIP-Kurztitelaufnahme der Deutschen Bibliothek. Wolff, Siegfried: Klinische Maltherapie / Siegfried Wolff. Unter Mitarb. von Susanne Ecker. – Berlin ; Heidelberg ; New York ; Tokyo : Springer, 1986.
ISBN 3-540-15849-9 (Berlin . . .)
ISBN 0-387-15849-9 (New York . . .)

Das Werk ist urheberrechtlich geschützt. Die dadurch begründeten Rechte, insbesondere die der Übersetzung, des Nachdrucks, der Entnahme von Abbildungen, der Funksendung, der Wiedergabe auf photomechanischem oder ähnlichem Wege und der Speicherung in Datenverarbeitungsanlagen bleiben, auch bei nur auszugsweiser Verwertung, vorbehalten. Die Vergütungsansprüche des § 54, Abs. 2 UrhG werden durch die »Verwertungsgesellschaft Wort«, München, wahrgenommen.

© Springer-Verlag Berlin-Heidelberg 1986
Softcover reprint of the hardcover 1st edition 1986

Die Wiedergabe von Gebrauchsnamen, Handelsnamen, Warenbezeichnungen usw. in diesem Buch berechtigt auch ohne besondere Kennzeichnung nicht zu der Annahme, daß solche Namen im Sinne der Warenzeichen- und Markenschutz- Gesetzgebung als frei zu betrachten wären und daher von jedermann benutzt werden dürften.

Produkthaftung: Für Angaben über Dosierungsanweisungen und Applikationsformen kann vom Verlag keine Gewähr übernommen werden. Derartige Angaben müssen vom jeweiligen Anwender im Einzelfall anhand anderer Literaturstellen auf ihre Richtigkeit überprüft werden.

Gesamtherstellung: Appl, Wemding
2119/3140-5 4 3 2 1 0

Widmung Dieses Buch ist Herrn Dr. med. Hans Robert Fetzner, Ltd. Med.-Dir. der Kinder- und Jugendpsychiatrischen Klinik Klingenmünster des Bezirksverbandes Pfalz, der durch sein persönliches Engagement den Aufbau und die Entfaltung der klinischen Maltherapie in der hier vorgestellten Form ermöglichte, gewidmet.

Menschen
unberechenbare Wesen
scheinbar frei in ihrem Willen
das Gute zu tun
bedrohen dich
ängstigen dich
hindern dich
zu dir selbst zu finden
Oder ist es nur
deine verzerrte Wahrnehmung
die die Menschen in
schlechtem Licht erscheinen läßt
Überprüfe es
Aber wie soll ich Prüfen
wenn keine Klarheit in mir selbst
über die Methode besteht

Ich suche
um zu finden
Ich suche um das zu finden
was ich suche
Was suche ich?
Was will ich finden?
Etwas Seltenes?
Etwas Alltägliches?
Ich suche um etwas zu finden
was ich noch nicht habe
Ich scheine aber alles zu haben
Eine Suche ohne Ziel
Ich möchte finden
was ich suche!

Ein jugendlicher Patient kurz vor seinem Freitod

Vorwort

»Man kann von dem Philosophen nicht verlangen, daß er Physiker sei, und dennoch ist seine Einwirkung auf den physischen Kreis so notwendig und so wünschenswert. Dazu bedarf es nicht des Einzelnen, sondern nur der Einsicht in jene Endpunkte, wo das Einzelne zusammentrifft«.

Der Sinngehalt dieser Goetheschen Worte beschreibt nicht mehr und nicht weniger als das Zusammenwirken scheinbar grundsätzlich in Methodik und Weltanschauung verschiedener Ansätze zu einem fruchtbaren Ganzen. Die Aufgeschlossenheit für diesen Vorgang ist elementar wichtig bei der Betrachtung, Verwertung und Einordnung der von uns beschriebenen Ergebnisse in der klinischen Maltherapie. Philosophie und Physik wären hier gleichzusetzen mit Kunst und Wissenschaft (Medizin) und deren scheinbar problematischer Beziehung auf dem Gebiet der Therapie.

Goethes »Endpunkte, wo das Einzelne zusammentrifft«, die Heilung, »bedarf nicht des Einzelnen, sondern nur der Einsicht«.

»Einsicht« ist Offenheit im Sinne des Weitergehenden, des Forschenden, Einsicht bedeutet die Freiheit des Gedankens in der eigenen wie in der anderen Richtung.

In diesem Sinne fordert Integration keine Synthese, sondern vielmehr ein Spannungsfeld, das, weil in sich offen, fundierte Anregungen aufnehmen und im fortwährenden Bewußtmachungsprozeß verarbeiten kann. Deshalb soll hier betont werden, daß die Maltherapie, *gerade* aufgrund ihrer Einbindung in medizinische, heilpädagogische, psychologische und soziologische Erkenntnisse die Grundlagen einer eigengesetzlichen Therapie entwickeln konnte.

*

In der künstlerischen Therapie gilt es zunächst, den Malprozeß und seine heilende Wirksamkeit für sich genommen zu erfassen. »Farbzeichen«, Lichtzeichen sind hier in der bildnerischen Gestaltung zugleich Notbilder menschlicher Empfindung und Mitteilung. Ihrer Aussagekraft und dem direkten Bezug zur psychischen Problematik verdanken wir die ihr eigenen Möglichkeiten der Therapie, der Einflußnahme auf krankhaftes Geschehen. Malen ist uns gleichsam als Medium in die Hand gegeben, um darüber eine Verständigung mit dem Kranken möglich werden zu lassen. Als Voraussetzung dieser Verständigung tritt der jahrtausendelange Umgang des Menschen mit der Malerei, der Kunst überhaupt, in Kraft, der zur *vielfältigen* Prägung der Ausdrucksmöglichkeiten geführt hat. In der Maltherapie *dient* die Kunst dem Menschen im alten Sinne – also nicht »l'art pour l'art«, sondern »l'art pour l'homme«.

Kaiserslautern, im Januar 1986   Siegfried Wolff

Inhalt

Einführung: Malen eröffnet neue Wege in der Therapie 1

Der Hintergrund der Maltherapie 5

Die Kunst als Trägermedium harmonischer Vorgänge 5

Der Dialog mit der Wirklichkeit 5

Die Naturanschauung, eine Sprache, die jeder versteht 6

Die Führung 7

Anna (Bildbeispiele zur Führung) 8

Die innere Haltung des Kunsttherapeuten 16

Die Methode der klinischen künstlerischen Maltherapie 17

Der Einstieg 21

Die Klinik als Anwendungsbereich 25

Bert 27

Conny 49

Dora 67

Else 83

Die maltechnischen Grundlagen 107

Zeichen- und Maltechniken 107

Das Format 109

Wahl und Durchführung des Themas 109

Die räumlichen Gegebenheiten 109

Der Umgang mit dem Bildmaterial 110

Nachwort: Der Bilderreichtum im Menschen 111

Literatur 115

Einführung
Malen eröffnet neue Wege in der Therapie

»Was mich zuerst faszinierte, waren die Möglichkeiten, die in diesen einfachen Stiften lagen...« Dieses Zitat eines jungen Patienten mag für den Inhalt des Buches bezeichnender sein, als eine weitschweifige Einleitung es je sein könnte. Es weist auf den Ursprung dieser ersten Studie zur klinischen Maltherapie hin, wie sie in der Fachklinik für Jugendpsychiatrie Landeck durch den Kunsttherapeuten S. Wolff im Bereich Malen entwikkelt worden ist und praktiziert wird. Maßgeblich für die ungewöhnlich anmutende Art der Beschreibung sowie für den verhältnismäßig späten Zeitpunkt der Veröffentlichung ist die eigenständige Art therapeutischen Vorgehens. Ebenso wie keine vorgegebene Theorie als Grundlage diente, konnten die Grundzüge der Arbeit nur schrittweise, im tagtäglichen Umgang von Therapeut und Patienten, Gestalt annehmen und mitteilbar werden.
So ist die vorliegende Studie gleichsam der Versuch, eine auf phänomenologischen Ergebnissen aufbauende Therapie in Worte und damit in ein Gedankengebäude zu kleiden, um sie medizinisch, insbesondere psychiatrisch-psychotherapeutisch orientierten Fachkreisen zugänglich zu machen.
Wir möchten diese Arbeit als einen Erfahrungsbericht verstanden wissen, der neue Perspektiven und Vorgehensweisen aus dem praktischen Bereich der Maltherapie aufzeigt, die wiederum vom einzelnen aufgenommen und individuell verarbeitet werden müssen.
In diesem Sinne ist auch die Trennung bzw. Arbeitsteilung zwischen Therapeut und Autor bei diesem Buch zu verstehen. Der Therapeut tritt gleichsam zurück, überläßt einem anderen das Wort, um einer Selbstdarstellung aus dem Wege zu gehen und dem eigentlichen Therapievorgang Freiraum zu verschaffen. Vorrangig ist ausschließlich die aus dem »künstlerischen Prozeß«[1] heraus entfaltete Wirksamkeit, in welche mehr und mehr die persönlichen Erfahrungswerte des Therapeuten einfließen.
Selbstverständlich ist mit der Auswertung der Praxis auch ein gewisser Anspruch verbunden, der sich, wie wir im Kapitel »Hintergrund der Mal-

therapie« sehen werden, an Voraussetzungen oder Erfordernisse knüpft, ohne die eine Anwendung dieser Form der Maltherapie nicht denkbar ist. Ebenso wie ein in der Ausgestaltung variierbares Gebäude einen festen Sockel haben muß, so sind auch hier Grundlagen von entscheidender Bedeutung für die spätere Freiheit innerhalb der Therapie.
Fast unabhängig vom Wort nimmt der Bildteil als unmittelbare Aussage zur Maltherapie die zentrale Stellung dieses Buches ein. Die Auswahl der Reihen erfolgte exemplarisch zur Verdeutlichung des Heilungsprozesses. Damit soll jedoch keineswegs Schönmalerei betrieben werden. Selbstverständlich gibt es auch hier Menschen mit schwer zu fassenden Krankheitsbildern, die die Möglichkeiten der Maltherapie einschränken oder gar nicht erst zum Tragen kommen lassen.
Eine andere Fragestellung beinhaltet die Vermittelbarkeit der Erfahrungswerte. Auch hier sei nochmals auf die entscheidende Rolle der Bilderreihen hingewiesen. Wo das Wort vieldeutig ist, die Beschreibung an ihre Grenzen stößt, stellen die Bilder eine weitere qualitative Aussage, das unmittelbare Quellenmaterial an sich, dar.
Der Umgang mit dem Bildmaterial ist nicht analysierender Art. Die Beschreibung der Bildinhalte dient nicht der Erschließung von Krankheitssymptomatik, sondern ist v. a. als Hilfestellung zum Verständnis therapeutischen Vorgehens gedacht. Ziel der Beschreibung ist der Vergleich innerhalb der Bilderreihe, so daß Fortschritt, Rückschritt oder Stagnation verdeutlicht werden.
Mit Überraschung wird der eine oder andere Leser den Begriff des »künstlerischen Prozesses« aufnehmen. Hierzu sei gesagt, daß die Beschreibungsform »künstlerisch« in keinerlei Verbindung mit dem Begriff der »Irrenkunst« steht. Vielmehr ist sie in engstem Zusammenhang mit dem »Wesen der Maltherapie« zu sehen, welches im folgenden näher bestimmt werden soll. Unser eigentliches Anliegen mit dieser Veröffentlichung ist nicht das Vorantreiben einer neuen Pragmatik im Spektrum bereits bestehender Theorien. Was zählt, ist einzig und allein die Erfahrung möglicher »Heilung«[2] im umfassenden Sinne.
In erster Linie geht es uns darum, ein möglichst tiefgründiges Verständnis für die Vorgänge in und um die künstlerische Maltherapie zu wecken. Unsere inhaltlichen Bemühungen entspringen dem Wunsch nach Evidenz. Deshalb distanziert sich diese Beschreibung der therapeutischprozessualen Vorgänge, die durch das »Künstlerische«[3] bewirkt werden können, von jeglichem Dilettantismus in der Kunsttherapie (Bereich Malen).

---

[1] *Der künstlerische Prozeß* ist als eine an der künstlerisch-gestalterischen Arbeit sowie an einer Gesamtkonzeption orientierte Entwicklung zu verstehen, die den Menschen in der ständigen bewußten Auseinandersetzung mit seiner Umwelt,

seinen Mitmenschen und seiner eigenen Persönlichkeit begreift. In der zeitlichen Folge mit immer neuen künstlerischen Auseinandersetzungen erfährt der Mensch eine Einpendelung seines Standpunktes in den äußerlich wie innerlich vorgegebenen Gestaltungsmomenten und damit eine Urteils- und Kritikfähigkeit.
Aufgrund der jeweils erworbenen vielfältigen formalen Ausdrucksmöglichkeiten ist er dann in der Lage, spielerisch die existenziellen Begegnungs- und Konfliktmomente aufzunehmen und mit ihnen ohne Beeinträchtigung seines Standpunktes umzugehen. Der therapeutisch-künstlerische Prozeß sollte zu einer klaren inneren Aussage führen, die sich durch Anpassungsfähigkeit oder durch Überwindung vorgegebener Problemsituationen auszeichnet.

[2] *Heilung* ist nach dem Postulat der Weltgesundheitsorganisation die Wiederherstellung von »Gesundheit«, einem »Zustand vollkommenen körperlichen und geistigen Wohlbefindens und nicht allein das Fehlen von Krankheit und Gebrechen«.
Sofern die natürlichen, im Menschen vorhandenen Heilkräfte (eigene Gesundmachungsmechanismen) zur Selbstheilung nicht ausreichen, beinhaltet die Heilung den Begriff der »Therapie«. Sinngemäß ist unter Therapie die Unterstützung vorhandener Heilkräfte und Heilungstendenzen im kranken Menschen zu verstehen und damit deren Führung mit dem Ziel der Beseitigung bestehender Hemmnisse physischen und psychischen Ursprungs.
Da die dem Menschen innewohnenden Heilkräfte auf harmonische Ganzheitlichkeit zielen, sollte auch die Therapie in diesem Sinne konzipiert und ausgerichtet sein.

[3] *Das Künstlerische* oder auch die Kunst im Seinszustand begreift sich im positiven Sinn als eine schöpferisch gestaltende Tätigkeit des Menschen, bei der sich durch die Verflechtung innerer und äußerer Erfahrungsmomente die aktive Auseinandersetzung mit der Wirklichkeit (Welt) vollzieht und damit eine Orientierung und Wertsetzung stattfindet. Dieses *Werterlebnis,* das den Standpunkt des Menschen und folglich seine Persönlichkeit formt und freilassend festigt, geht einher mit dem Sichtbarwerden des Gefühlsausdrucks sowohl als Impression, als auch als Spiegelung seelischer Prägung geistigen Inhalts und deren prozessualer Verknüpfung. Daraus ergibt sich eine ureigene Mitteilung des Menschen, ein Zeichen, das sinnlich-anschaulich wirksam und Bedeutungsträger menschlicher Inhalte ist.
»Das Künstlerische« ist demnach nicht identisch mit der äußeren und rationalen Wahrheit, sondern Ausdruck und Näherung an das menschliche Wahrhaftigsein.
Die Äußerung des Künstlerischen bedarf einer Sprache und bedient sich der jeweiligen speziellen Ausdrucksmöglichkeit. Über die formale Bildung des Inhalts wird »das Künstlerische« zum Dialog befähigt, zur Mitteilung der Wesensinhalte zwischen herstellendem und empfangendem Menschen. Das Aufschlüsseln der Bedeutungsschichten und der Wertsetzung erfordert die Kenntnis der jeweiligen formsprachlichen Gesetzmäßigkeiten.

Der Hintergrund der Maltherapie

Die Kunst als Trägermedium harmonischer Vorgänge

Der Umgang mit harmonischen Kräften hat als Phänomen neben der sog. »Lebenskunst« einzelner hervorragender Persönlichkeiten in der Geschichte, v. a. in der darstellenden Kunst, zu allen Zeiten mehr oder weniger starken Niederschlag gefunden.

Höhepunkt dieser, vom Zeitlauf unangetasteten Erscheinung, die auch die philosophischen Betrachtungen immer wieder zu zentrieren vermochte, war zweifellos die Hochkultur der Griechen mit ihrer ganz dem Menschen zugewandten Geisteshaltung. Die Kunst dieser Epoche bekundete nicht den Widerspruch zum Diesseits, sondern vielmehr die wesenhafte Einheit von Gott, Mensch und Natur. Die menschliche Ohnmacht der frühen Kulturen war dem bewußten, feinfühligen Umgang mit den Dingen, dem selbstverantwortlichen Maßhalten gewichen: »Der Mensch ist das Maß aller Dinge«. Dieses Maßhalten, die freiwillige Selbstkontrolle ohne Selbstunterdrückung, legte den Grundstein der autonomen, dem fordernden »Alltag« gewachsenen Persönlichkeit.

Die Kunst und die ihr innewohnende Ästhetik sind damit wichtige Träger harmonischer Gesetze, die die menschliche Suche nach Grundwerten, die Ausrichtung »zur Mitte hin« widerspiegeln und sichtbar machen können. Das Künstlerische kann dem die Harmonie anstrebenden Menschen ein Mittel zur Auseinandersetzung mit inneren und äußeren Werten sein, einem ständig praktizierbaren Spiel vergleichbar, das über die zwanglose Einbindung seelischer Prozesse zum greifbaren Ergebnis führt.

Der Dialog mit der Wirklichkeit

Auf die klinische Maltherapie bezogen – was jedoch auch auf andere Kunsttherapien entsprechend übertragen werden kann – bringt die künstlerische Arbeit einen Dialog zwischen der subjektiven Vorstellung des Patienten und der Außenwelt in Gang.

Die menschliche Orientierung, die ja immer aus der Verknüpfung von individueller Anschauung und äußeren, unumgänglichen Gegebenheiten resultiert, findet hier ein breites Übungsfeld vor. Immer wieder muß die Idee, die Phantasie, die innere Vorstellungskraft des Patienten bestimmten Regeln folgend umgesetzt werden, um überhaupt zur Darstellung zu gelangen. Dabei gehen flüchtig erfaßte Gedankenelemente nicht verloren, denn sind sie einmal niedergebracht, so stehen sie allem bereits Vorhandenen und dem Kommenden gegenüber, zeigen Einbindung in die Bildsituation oder aber Konfrontation.

Dieser Dialog des Bildgeschehens mit den Patienten ist unersetzliches Mittel zur Bildung der Kritikfähigkeit, d. h. der kritischen Auseinandersetzung mit der inneren und äußeren (vorgegebenen) Wirklichkeit. Es kann nur ein gesundes Bild der Lebenssituation entstehen, in der sich der Patient befindet, indem er sich orientieren und in harmonischen Prozessen entfalten lernt. Bleibt – wie das beim Abbruch der Verbindung »innen – außen« immer der Fall ist – der Dialog und damit die Urteilsfähigkeit aus, so kann sich eine krankhafte Entwicklung ungehindert ihren Weg im Menschen bahnen und ihn damit seiner Selbstkontrolle berauben.

Zusammenfassend ist also der Mensch unterschiedlichen »Seinskräften« ausgesetzt, die in ihm Wirksamkeit anstreben. Nur durch die Herausbildung eines Urteilsvermögens und damit eines Harmonisierungsprozesses wird ein Umgang mit diesen Kräften möglich. Die Ästhetik ist aufgrund ihrer ureigensten Beziehung zum menschlichen Bedürfnis nach Äußerung tragendes Medium für diesen Vorgang; durch »Veräußerung« der – in der Abgeschlossenheit entwickelten – krankmachenden Situation wird ein Prozeß eingeleitet, der bei entsprechender Führung durch den Therapeuten vielfältigste Entwicklungsmöglichkeiten eröffnen kann.

Die Naturanschauung, eine Sprache, die jeder versteht

Wir haben von äußeren Gegebenheiten gesprochen, mit denen der Patient umgehen muß, um die Seelenwelt bildlich faßbar zu formulieren. Hierbei ist die Hilfestellung des Therapeuten gefragt, besonders dann, wenn der Patient alle Brücken zur äußeren Wahrnehmung abgebrochen hat. So gilt es, Urphänomene der »Sinneswahrnehmung« aufzugreifen, Wahrnehmungen in dem Bereich also, dessen Wirkungen als natürlicher (lebensnotwendiger) Reiz empfunden werden. Die zugrundeliegenden Werte trifft man den Lebensbedingungen des Menschen zufolge im Naturbereich an; es gehören zu ihnen das Licht in all seinen Erscheinungen und Stimmungswerten, Pflanzen und Tiere in ihren charakteristischen Farb- und Formgebungen sowie die Elemente Feuer, Wasser und Erde.

All diese Erscheinungen sprechen eine Sprache, die jeder – unabhängig vom Grad seines Intellekts oder des Sprachvermögens – versteht und mit denen er rein instinktiv schon umzugehen weiß. Mit Hilfe der Naturanschauung und den darin verborgenen Gesetzmäßigkeiten ist es dem Therapeuten möglich, dem Patienten Halt durch den Umgang mit »Vertrautem« zu bieten. Gleichzeitig findet hierbei ein Rückgriff auf harmonische Zusammenhänge statt, die die Natur sowohl im Makro- als auch im Mikrokosmos prägen und deren Teil der Mensch selbst ist. Um kein Mißverständnis aufkommen zu lassen: unter Naturanschauung ist nicht die Kopie von Landschaften etc. zu verstehen; vielmehr geht es darum, elementare, sinnlich wahrnehmbare Vorgänge in der Natur zu erfassen, um damit harmonische Abläufe zu erfahren. Allein in der Anschauung kann bei entsprechender Führung bereits eine Annäherung an jene Mitte erreicht werden, in der die Grundprinzipien menschlichen Lebens aufgehoben sind.

Die Führung   Läßt man den psychisch kranken Menschen allein oder unter Anweisung durch nicht ausgebildete Therapeuten arbeiten, so bleibt das Bildgeschehen auf der Ebene symptomatischer Darstellung der Krankheit stehen. Interessanterweise treten, wie es zahlreiche Untersuchungen und Beobachtungsreihen gezeigt haben, für nahezu jede Krankheit charakteristische Form-, Farben- und Stimmungselemente auf, so daß man das Bildgeschehen des ohne Führung Malenden als eine Spiegelung innerer Verhältnisse bezeichnen kann.
Gleichzeitig wird aber auch deutlich, daß der auf sich selbst angewiesene Patient die Abgeschlossenheit seiner inneren »kranken« Welt nicht zu durchbrechen vermag. Die Wirklichkeit, in der er lebt, zwingt ihn zu Darstellungen, die immer wieder auf die gleichen Grundelemente zurückgreifen oder zwanghaft ein- und dasselbe Stimmungsbild aufrechterhalten.
Es kann sich also nicht um Kunst als freie Auseinandersetzung mit dem Thema handeln. Was hier fälschlich als »Irren*kunst*« bezeichnet wird, ist nicht mehr als die »Veräußerung« krankhafter Strukturen, ohne die Möglichkeit der Anbindung an neue Perspektiven und Weiterführung. Deshalb muß ein Brückenschlag zu dem bereits beschriebenen »Dialog« stattfinden – es sei denn, man wollte die Maltherapie lediglich im Sinne einer Beschäftigungstherapie anwenden.
Das Hauptanliegen der klinischen Maltherapie, die ja den Heilungsprozeß anstrebt, besteht demnach in der Öffnung des Patienten für die ihn umgebenden Vorgänge. Ohne die Auflösung der die »Äußerung« zwingenden Strukturen ist eine künstlerische Arbeit mit der daraus resultierenden Anbindung an harmonische Prozesse unmöglich.
Der Therapeut muß diese Bedingung an seine Arbeit nicht nur akzeptieren, sondern vollkommen annehmen und sie zur Grundprämisse für den Verlauf jeder einzelnen Malstunde machen. Hierzu ist ein Höchstmaß an Konzentration erforderlich, damit selbst kleinste Veränderungen wahrgenommen werden und in die Entscheidungen des Therapeuten einfließen. Wird auf diese Weise gearbeitet, so kann im Laufe der Zeit die leiseste Tendenz des Patienten zur Öffnung aufgenommen, unterstützt und weiter*geführt* werden. – In einer an diesen Abschnitt sich anschließenden Bilderreihe soll diese Führung nochmals verdeutlicht werden.

Zusammenfassend sei gesagt: Der Malprozeß muß eine ständige Weiterführung mit dem Ziel der Öffnung (Dialog innen – außen) und der Harmonisierung erfahren. Die Aufgabe des Therapeuten ist in der Bemühung um das Aufbrechen verfestigter Strukturen zu sehen, die den natürlichen »Seinskräften« im Kranken entgegenstehen. Der Therapeut ist im wahrsten und forderndsten Sinne des Wortes *Wegbereiter,* der über den künstlerischen Erfahrungs- und Lernprozeß die innere Wirklichkeit des Patienten transformiert. Erst dann kann die »Lebensidee« sich Zugang verschaffen und in natürlicher Wirksamkeit die Krankheit Schritt für Schritt verarbeiten.

ANNA

Wir beschäftigen uns im folgenden mit den Bildern einer depressiven Frau (bei Therapiebeginn 23 Jahre alt), die sich aus eigener Motivation heraus bereits mit den Ausdrucksmöglichkeiten der Malerei vertraut gemacht hatte. Mehrere Bilder waren entstanden, in denen Anna vorrangig Landschaftsmotive wählte.
Weitläufige Ebenen mit tiefen Horizonten und gedeckte, oft mit einem Dunkelschimmer versehene Farben verliehen den Darstellungen einen melancholischen Charakter – abgründige Ruhe und Versunkensein, Verlorenheit nach entzogener Daseinswirklichkeit.
Eine solche Grundstimmung allein, die wechselnden Lebenslagen entsprechen kann und dann in künstlerischem Bereich durchlebt wird, muß nicht auf eine Krankheit hinweisen. Auffällig wird sie erst bei wiederholter Erscheinung und bei ausschließlicher Dominanz. Bliebe die Patientin zu diesem Zeitpunkt beim Malen sich selbst überlassen, so käme dem Bildnerischen lediglich die Rolle einer Dokumentation der sich verdichtenden Krankheit zu.

Bildbeispiele zur Führung

Das erste, die Maltherapie einleitende Bild (die Landschaft) kann dem Therapeuten nicht genügend Informationen über die Erkrankung und damit über die notwendige Ausrichtung der Therapie vermitteln. Deshalb ist diese erste Therapiephase ganz dem Bemühen um aufmerksame Beobachtung und um tieferen Einblick in das Krankheitsgeschehen gewidmet.
Da die konkrete Darstellung zu stark melancholisch vorbelastet ist und sich von daher in engen Grenzen bewegt, wählt der Therapeut die abstrakte Ausdrucksform: ein in der Bewegung frei empfundenes Bild soll gemalt werden.
Was sich in Bild A 2 nun an Strukturen verdichtet, weist starke Parallelen zu A 1 auf. Ebenso wie Wald, Wasser oder Horizont in sich geschlossene,

Entschlüsselung der Ausdrucksform – Verdichtung der Krankheitsaussage (Bilder A 1–A 4)

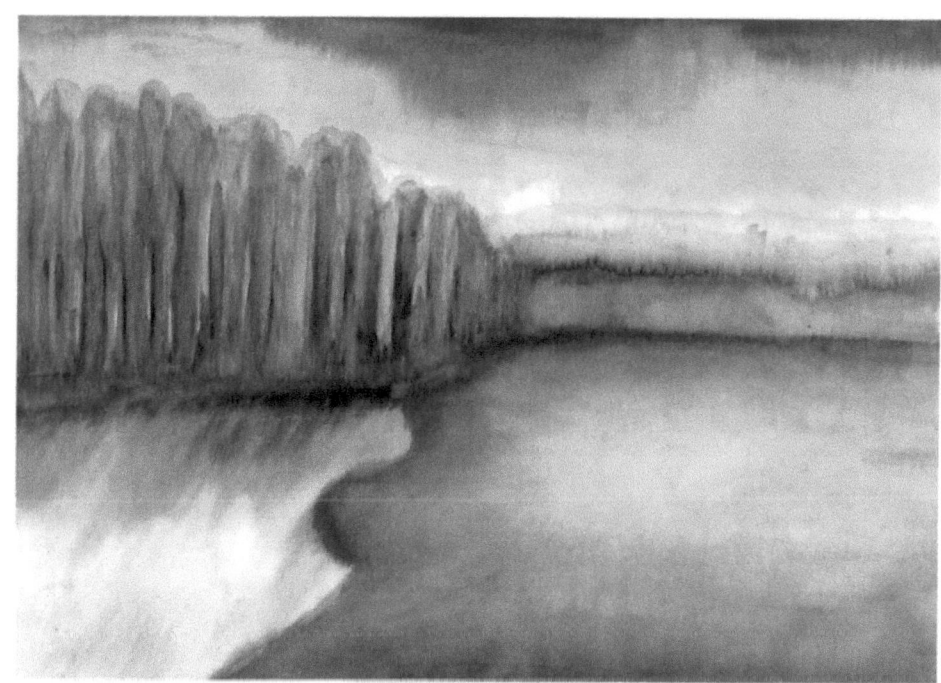

A 1

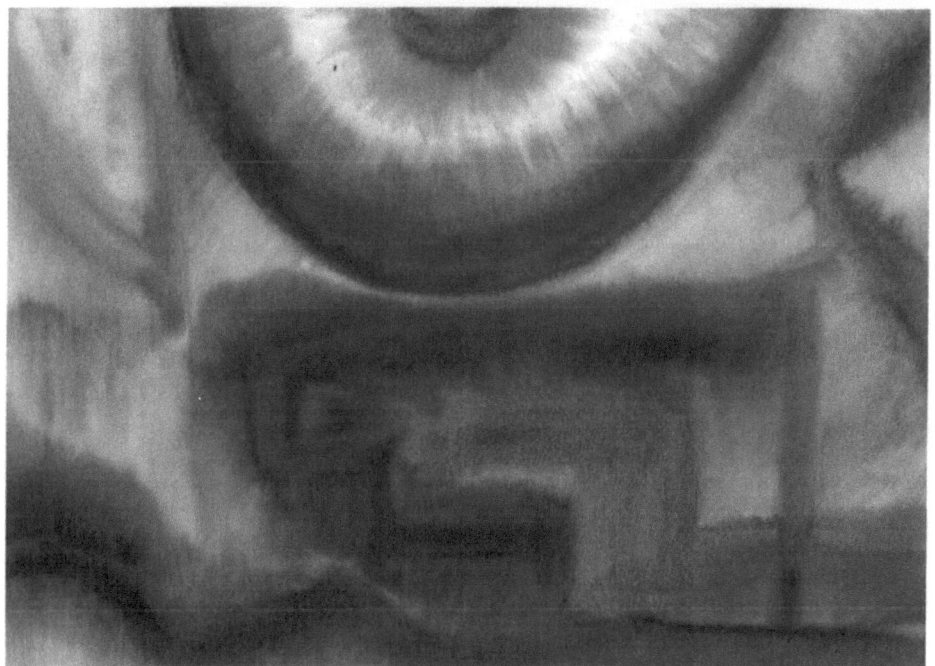

A 2

gleichsam erstarrte Formblöcke bilden, bewegt sich auch die abstrakte Darstellung in harter Abgrenzung. Selbst der fließende Charakter des Aquarells vermag es nicht, die einzelnen Elemente in ein Ganzes zu lösen.

Bild A 3 verdichtet die Andeutung vom Wesen der Patientin weiter – schroffe Balken und eingeschlossene Flächenräume machen Verhärtungen spürbar, die man aus A 1 kaum entnommen hätte. A 4 führt zum

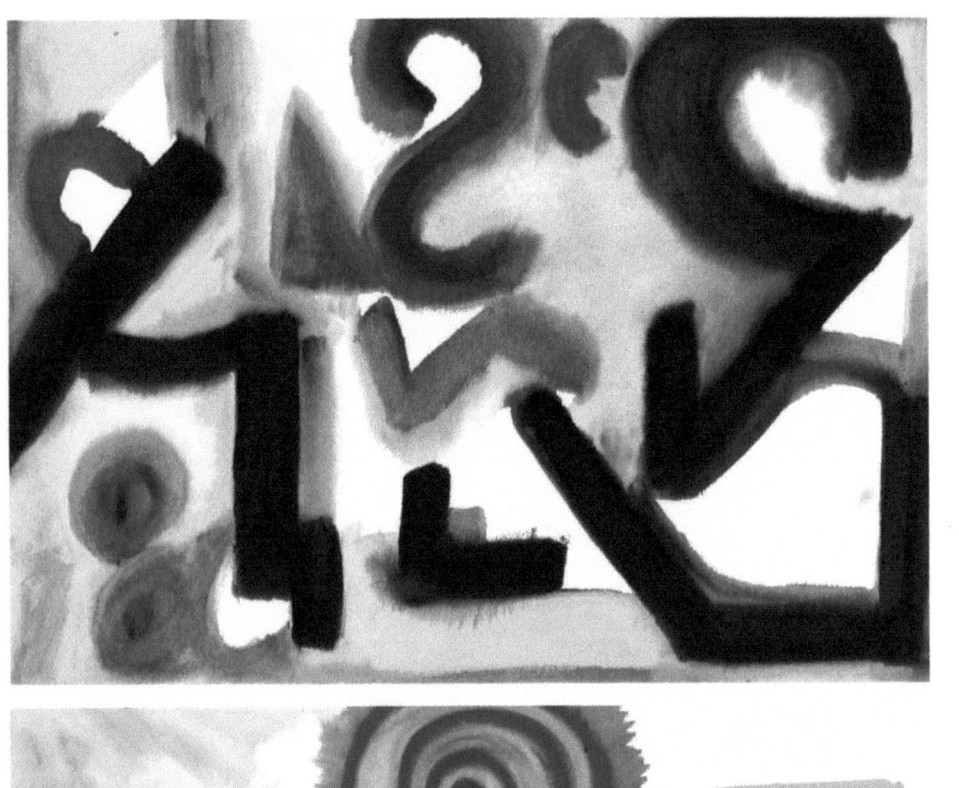

A 3

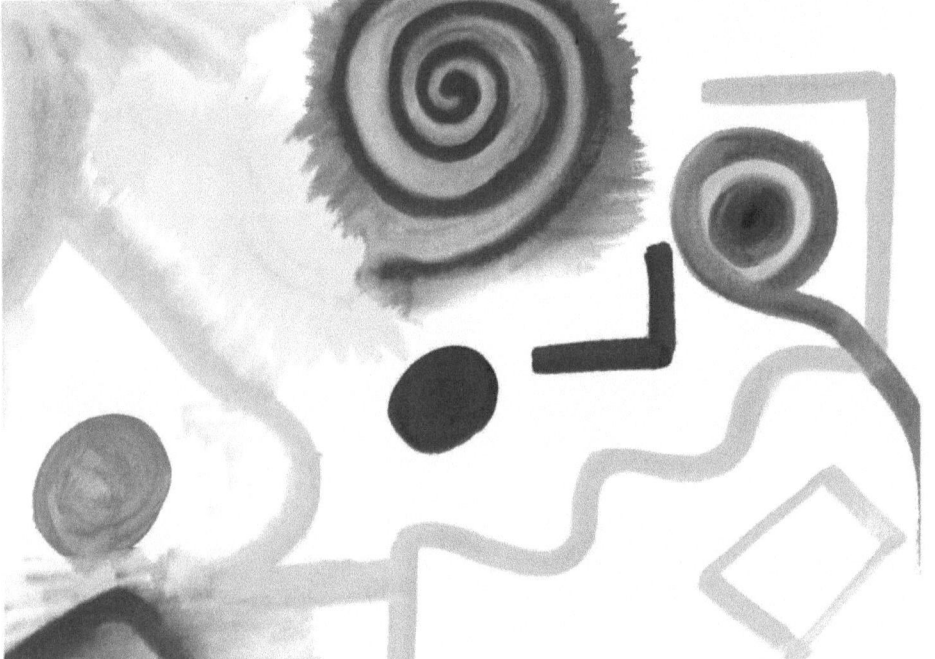

A 4

Abbruch; Anna kann die Schranken eigener Darstellung nicht durchbrechen. »Abstrahieren« ihrer Empfindungen bedeutet für sie das Zusammenziehen in schließenden geometrischen Formen oder Spiralen ohne Zusammenhang. Spielerische Entfaltung ist nicht mehr erlaubt. »Leben« in der Essenz heißt hier Rückzug in ausschließlich nüchterne, verhärtete Strukturen ohne menschlichen Sinn.

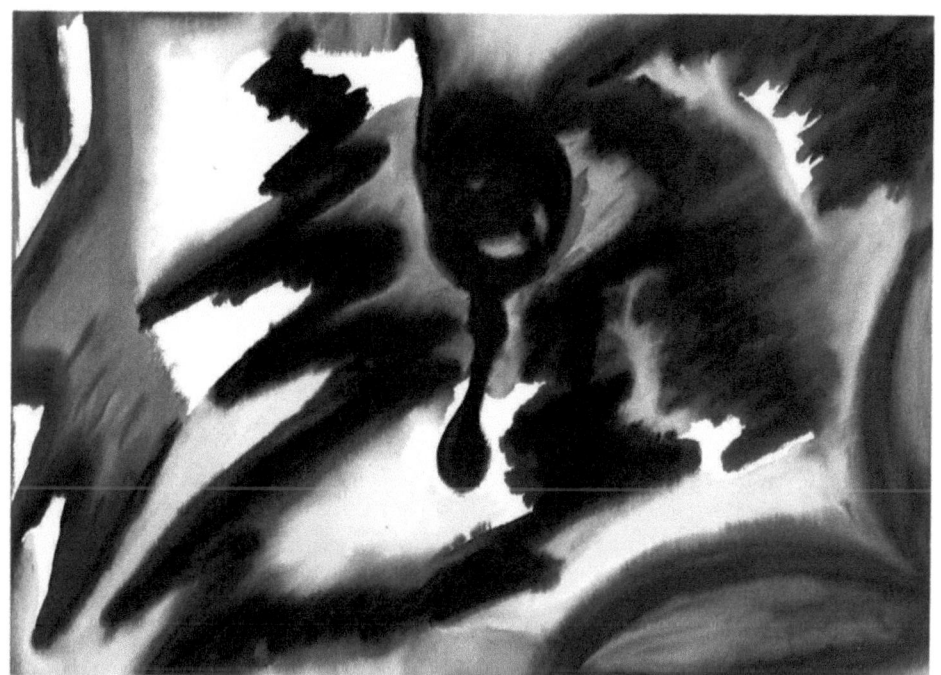

A 5

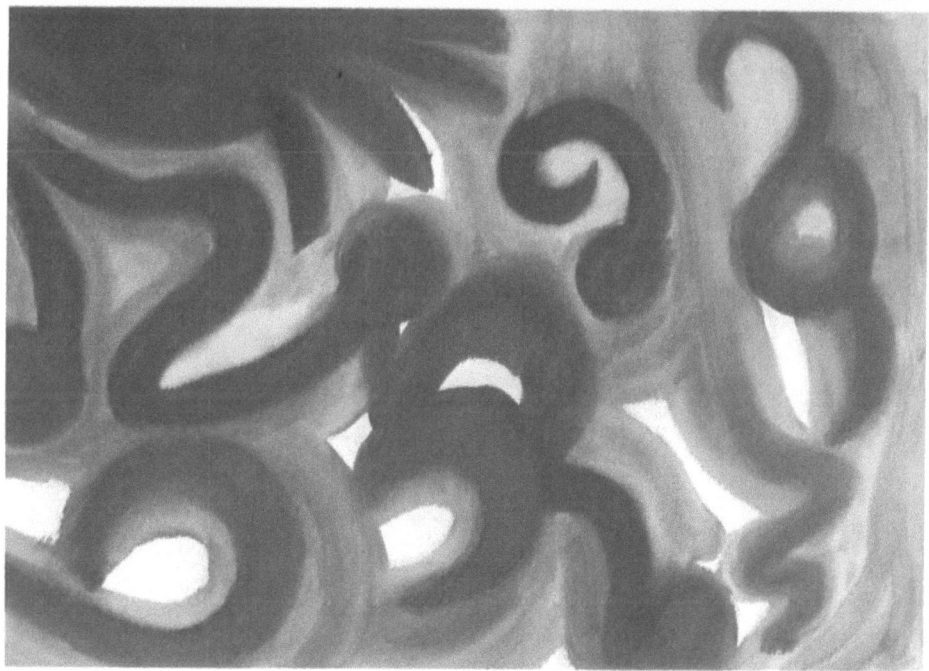

A 6

Ansatz zur Auflösung und Rückfall (A 5–A 7)

»Führung« bedeutet in Bild A 5 die »Wiederaufnahme« des Abgebrochenen und die Fortführung des Malgeschehens. Unter Anleitung des Therapeuten unternimmt Anna den Versuch, lineare Bruchstücke in sich zu gestalten, gleichsam aufzubrechen und in fließende Verbindung zu bringen.

Die starre Ruhe beginnt einer Bewegung zu weichen. Die Aufgabe gelingt nicht vollständig, im Zentrum des Bildes ziehen sich die Elemente tropfenförmig zusammen.

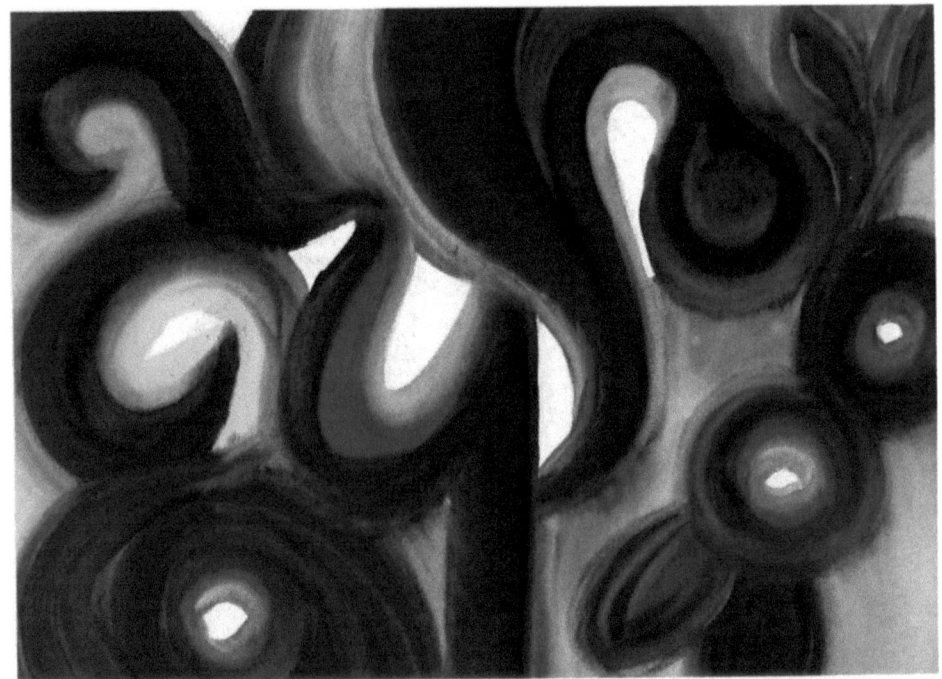

A 7

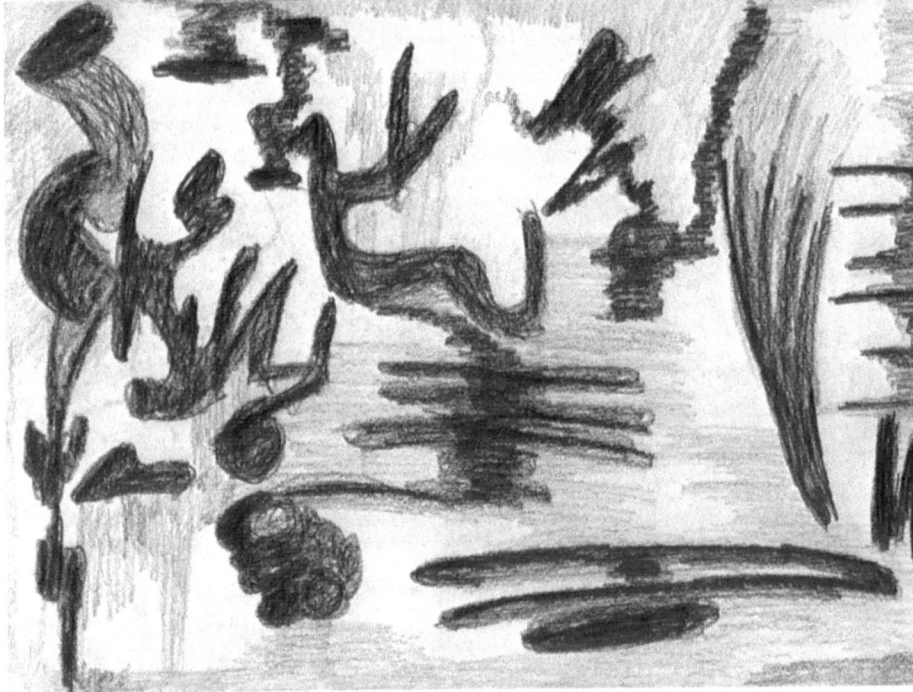

A 8

A 6 und *A 7* verdeutlichen den Rückfall bei fehlender Führung. Die Patientin malt alleine, ohne therapeutische Führung, hier kommt es, trotz nunmehr fließender Zusammenhänge, wieder zu einer sich verstärkenden Einkreisung und Verdichtung. Das Bildgeschehen ruft erneut den Eindruck einer kompakten, in sich geschlossenen Masse hervor.

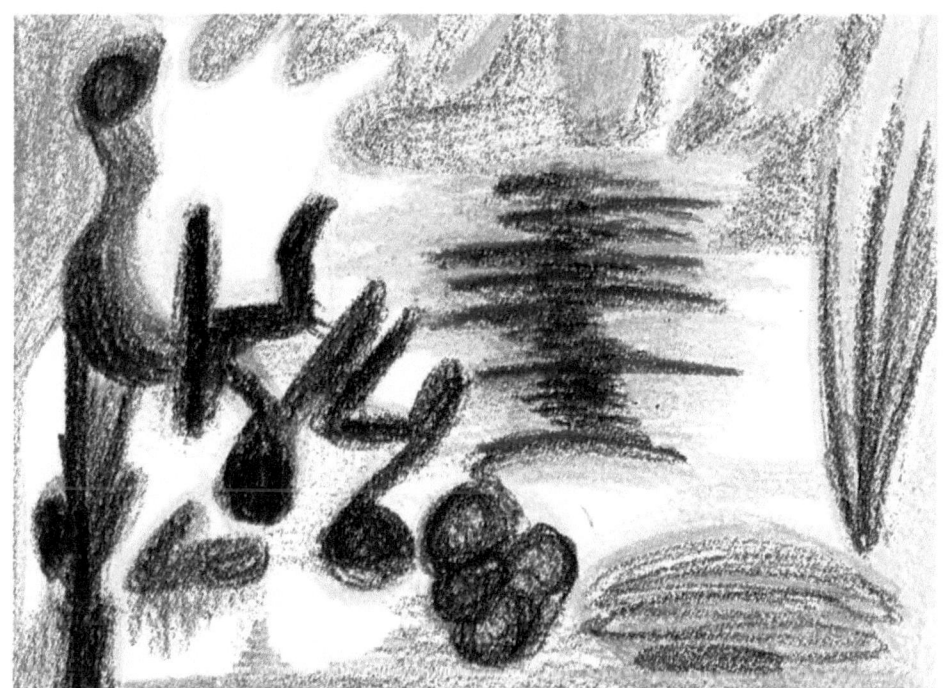

A 9

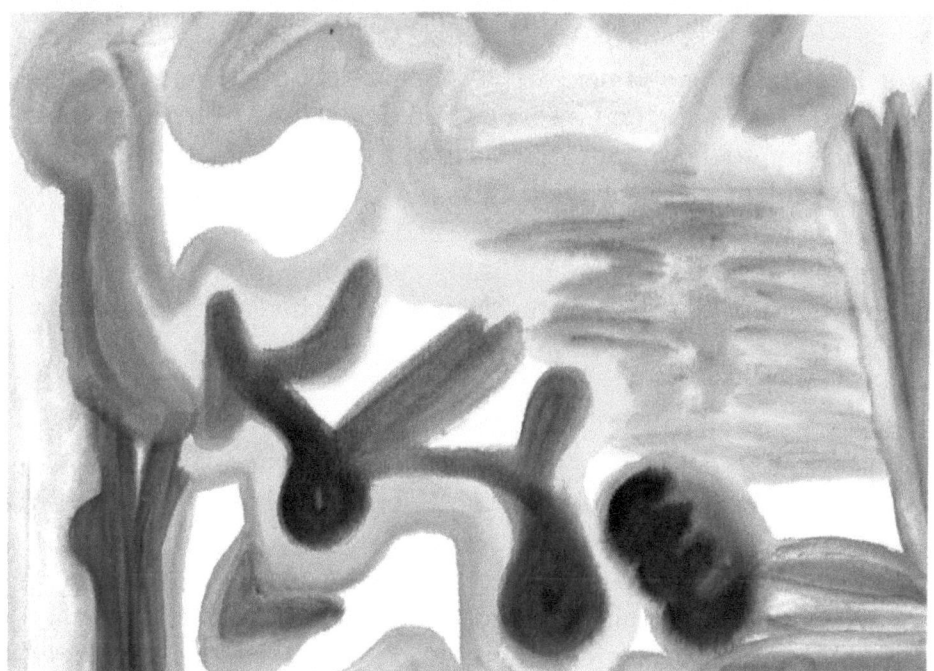

A 10

Wechsel der Maltechnik – Sensibilisierung (A 8–A 11)

Die schnellfüllende Arbeitsweise mit den Aquarellfarben führt im Therapieprozeß nicht weiter; allzu schnell entzieht sich das Bildgeschehen der Führung und damit der beabsichtigten Auflösung. Deshalb greift der Therapeut auf eine andere Maltechnik zurück: Kreiden bewirken eine längere Verweildauer am Bild und ermöglichen in diesem Fall eher die schrittweise Sensibilisierung. Erneut kommt es zur Umsetzung eines abstrakten Themas. Es fällt schwerer, die Flächen zu füllen, und v. a. sind ein-

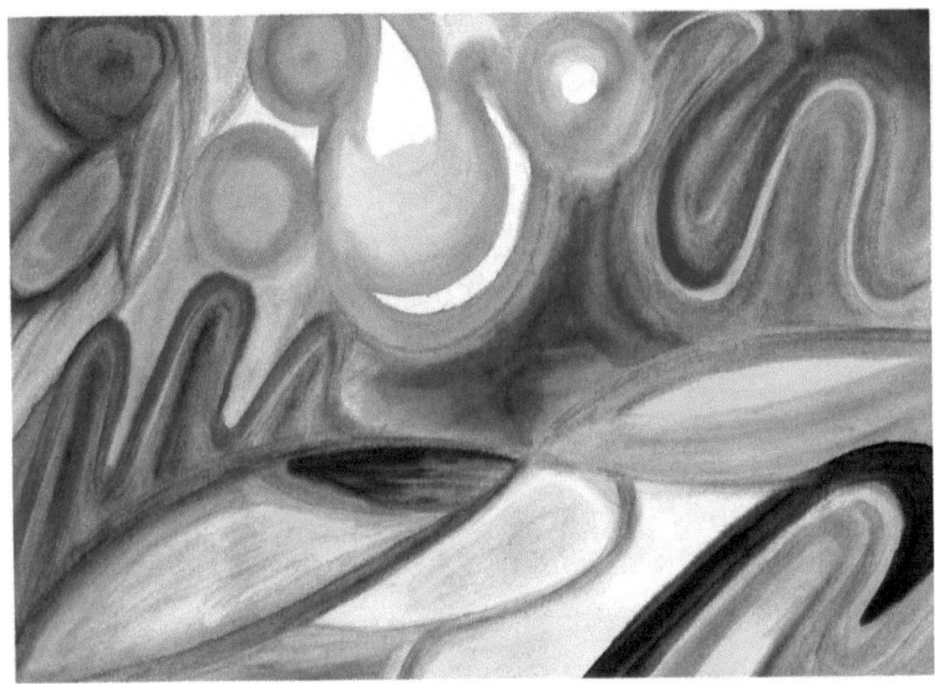

A 11

zelne Elemente aufgrund der Strichtechnik in sich strukturiert, zeigen Eigenleben. In der farbigen Umsetzung werden erstmals Farben ineinandergearbeitet, so daß die Struktur von innen her durchlässig wird. Die Patientin durchlebt ihre Arbeit und kann die Erfahrung nunmehr auch im Aquarellbild zur Anwendung bringen. Bild A 10 ist von daher ein erster Erfolg der »Führung«, da eine Auflösung zum größten Teil stattgefunden hat und freiere Gestaltungen sowie warme, weiche Farben das Bildgeschehen bestimmen.

Auf dieser Stufe der Maltherapie muß eine Rückkehr zur anfänglichen Thematik erfolgen. Das bedeutet eine Wiederaufnahme der *konkreten* Darstellung in Form der Landschaft.
Nach fortgeschrittener Sensibilisierung verfügt die Patientin nun über Erfahrungswerte, die ihr eine Anbindung des Themas an andere Stimmungselemente und differenziertere, wachere Betrachtungsweisen erlauben. Dennoch zeigt *A 12* massive Schwierigkeiten, mit denen Anna bei der Umsetzung konfrontiert ist. Zwar ist die frühere Leere der Landschaft durch Bäume, Haus und Felsen gestaltet, doch weichen alle diese Elemente an den Bildhorizont zurück. Vor allem ist die Form der Bäume noch in sich erstarrt und leblos.
Bild *A 13* hat diese Auseinandersetzung überwunden; es strahlt Wärme aus und ist insgesamt aus einer frohen Stimmung heraus erfaßt.
Dieser Zeitpunkt des Malgeschehens leitet von der Führung zur Festigung über. Von nun an wird es Aufgabe der Therapie sein, die differen-

Wiederaufnahme der Thematik des ersten Bildes – sensibilisierte Rückführung auf das Thema Landschaft (A 12 und A 13)

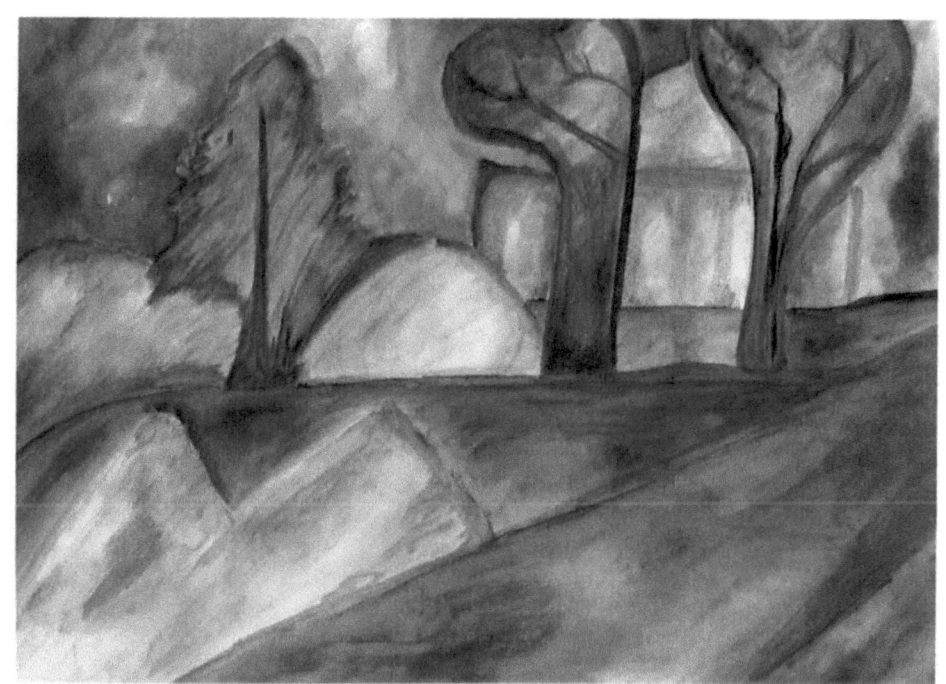

A 12

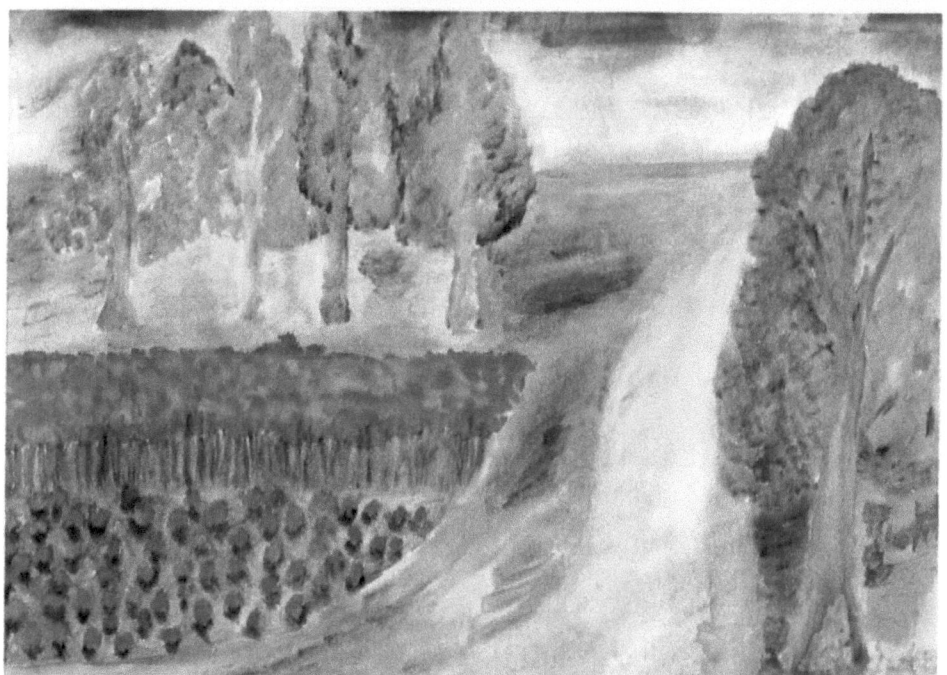

A 13

zierte, »erwachte« Betrachtungsweise zu halten und für die Patientin auf Dauer tragbar zu machen. Die Führung aus dem akuten Stadium der Krankheit heraus ist nunmehr ersichtlich.

Die innere Haltung des Kunsttherapeuten

Für das Verständnis des Vorgehens bei der klinischen Maltherapie ist es wichtig, die Grundeinstellung des Therapeuten zu kennen. Dem Therapeuten kommt nicht die dominierende Rolle des »Wissenden« zu, sondern eher die des Forschenden, der ständig mit »noch Ungewissem« praktische Erfahrungswerte verbindet und immer wieder von der Beobachtung ausgeht. Das Wissen um innere Vorgänge verlangt vom Therapeuten äußerste Konzentration und extreme Sorgfalt in der Umgangsweise. Die klinische Maltherapie entbindet nicht von der Verantwortung für den Kranken, denn es handelt sich nicht um eine »harmlose Beschäftigung«; wie wir gesehen haben, vermag sie, richtig angewandt, tiefgehende Prozesse auszulösen, die einer entsprechend bewußten Führung bedürfen, um nicht gar in Gegenteiliges umzuschlagen. Die Arbeitsweise selbst setzt unbedingte Ehrfurcht vor der Mündigkeit des menschlichen Wesens und der ihm verfügbaren oder verfügbar zu machenden Lebenskraft voraus. Krankheit darf niemals als Erniedrigung des menschlichen Wesens gelten, sie muß als Hinweis auf die Verletzlichkeit in ihm geprägter Strukturen aufgenommen werden. Allein in dieser Grundhaltung ist der Ansatz zu einem sinnvollen Umgang mit der Krankheit zu sehen. Die Krankheitsanzeichen sind die Voraussetzung für das helfende Eingreifen des Therapeuten. Über das Krankheitsgeschehen kann die Entwicklung eines Bewußtseins beim Patienten erfolgen, welches die Möglichkeit eines andersartigen Umgangs mit den Symptomen eröffnet. Heilung kann demnach nur als ständig sich erneuernder Vorgang wirksam sein, und die Therapie muß eine entsprechende Tragweite aufweisen, d.h. auch die *Nachsorge* schon mit im Blickfeld haben.

Der Therapeut arbeitet also wie in den Fallbeispielen in übergreifenden Zusammenhängen, die dem Patienten das »Handwerkszeug« zur Lösung für auftretende Probleme mitgeben können.

Unabdingbar ist bei dieser Arbeit – wie bei allen forschenden, »sich vorantastenden« Tätigkeiten – die Geduld. Dem Voranschreiten kann jederzeit wieder ein Zurückfallen folgen; diesem Umstand muß der Therapeut bewußt Rechnung tragen, damit seine Motivation niemals nachläßt. Eine große Hürde verlangt mehrere Anläufe und darf auch kräftemäßig nicht unterschätzt werden. Ein subtiles Empfinden für den eigentlichen, oftmals kaum wahrnehmbar sich einstellenden Erfolg kann sich erst mit der Zeit entwickeln. Dem Therapeuten muß auch klar sein, daß er den Erfolg nicht erzwingen kann. Zuviel willentliche Anstrengung könnte sich eher hemmend auf den intendierten Öffnungsprozeß auswirken und würde auch dem Therapieverlauf zuwenig Spielraum lassen. Nur mit dem Vertrauen in das Bemühen des Kranken bei der (meist unbewußten) Suche nach innerem Ausgleich, in die zuweilen merklich erwachenden Lebenskräfte, kann der Therapeut Verlorengeglaubtes wieder aufspüren und in seiner Entfaltung fördern.

Die Methode der klinischen künstlerischen Maltherapie

So klar die Bedeutung des Wortes Maltherapie auf den ersten Blick scheinen mag, so unterschiedlich ist doch ihre Anwendung in der Realität. Man kennt die Maltherapie seit Beginn dieses Jahrhunderts hauptsächlich im Sinne einer Beschäftigungstherapie. Anlaß dazu gaben die sichtbaren und spürbaren Veränderungen beim kranken Menschen, sobald er Pinsel, Stift oder Farbe benutzen und Eigeninitiative zeigen konnte. Zugleich wurde beobachtet, daß die Beschäftigung mit der Malerei, die Gestaltung selbst gestellter bzw. erarbeiteter Themen die Persönlichkeit des Menschen in seiner jeweiligen psychischen Situation widerspiegelt – ein Effekt also, den sich Arzt, Psychologe und Therapeut bei der Erkennung und Beurteilung der Krankheitssymptome zunutze machen können. Eben dieses Phänomen gab Anlaß zu vielfältigen Vermutungen über den Zusammenhang von Psyche und Malprozeß oder allgemeiner: über die Verflechtung von Krankheit und Kunst. Es blieb aber zunächst bei einer lediglich »symptomatischen Hilfestellung« der Malerei, als *therapeutisches Mittel* konnte sie kaum eingesetzt werden. Die Gründe dafür sind in der unterschiedlichen Art und Weise des therapeutischen Umgangs mit der bildlichen Aussage zu suchen.

Meist beschränkte man sich auf die Analyse dieser Aussage und leitete daraus interpretierend-diagnostizierende Ansätze ab: Bildelemente, Farbe, Formgebung und inhaltliche Aussage werden in Beziehung zur kranken Persönlichkeit gesetzt. Dabei lassen sich gewisse Übereinstimmungen von Ausdrucksform und Krankheitsbild feststellen – besonders dann, wenn sich im Laufe der Zeit Parallelen und signifikante Unterschiede zu anderen Krankheitsbildern herauskristallisieren. Erst die Vergleiche ermöglichen eine Bestätigung der angewandten Interpretationskriterien; Subjektivität kann und darf dabei jedoch nicht ausgeschlossen werden. Gewiß ergeben sich auf diesem Weg Einblicke in die Verflechtungen von Darstellung und »bildnerischem Innenleben« des Kranken. Der eigentliche *künstlerische Prozeß* im Malvorgang bleibt jedoch unberücksichtigt und unbeeinflußt.

Die hier vorgestellte *klinische Maltherapie* versteht sich als Alternative zur oben beschriebenen Methodik. Sie geht nicht vom interpretierenddiagnostischen Ansatz aus; ihr geht es in erster Linie darum, über das Medium Malen einen *aktiven Entwicklungsprozeß* in Gang zu setzen, den wir als anleitend-motivierend bezeichnen. Hierbei hat das Bild einen völlig anderen Stellenwert. Es steht jeweils innerhalb einer Reihe; jedes Einzelbild ist zugleich Ausgangspunkt für das folgende Bild; wichtig ist seine Einbindung in ein Gesamtgeschehen, dessen Entwicklung nicht als zufällig, sondern als beeinflußbarer Prozeß angesehen wird, in dem der Therapeut eine Führungsfunktion wahrnimmt. Daraus ergibt sich eine Konzeption der Maltherapie, die sich nicht auf die Interpretation, sondern auf den bildnerischen Verlauf konzentriert. Der Verzicht auf eine analytisch-diagnostische Auswertung des Einzelbildes ermöglicht eine Objektivierung der bildnerischen Mitteilung. Die Bildaussage wird nicht »festgehalten«, sondern als weiterführender Hinweis auf die vom Malvorgang angeregten Prozesse aufgenommen. Der Malvorgang selbst wird durch die anleitend-motivierende Methode nicht unter Leistungsdruck gesetzt. Vorrangig ist die harmonisierende Wirkung der Arbeit mit dem künstlerischen Medium. Die Maltätigkeit öffnet den Patienten, sensibilisiert ihn für innere Vorgänge und macht ihn damit dem Heilungsprozeß zugänglich. Das folgende Diagramm soll die anleitend-motivierende Methode verdeutlichen.

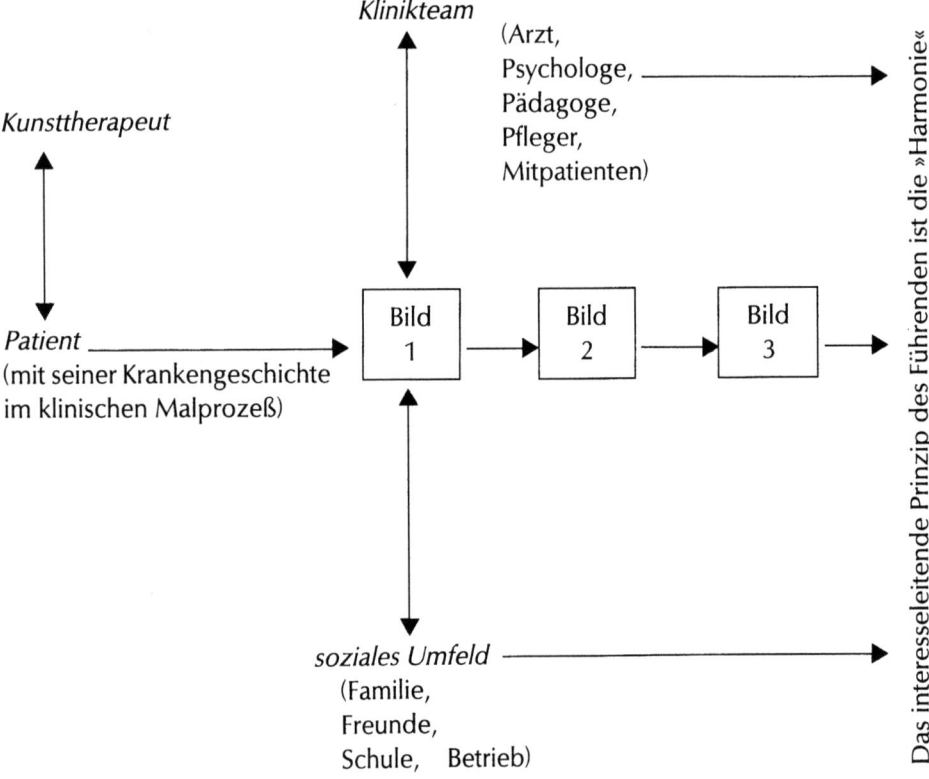

Beim Patienten kann die Einwilligung zu diesem Methodenvorschlag nicht ohne weiteres vorausgesetzt werden. Es ist mit der Möglichkeit zu rechnen, daß ein Patient aufgrund von Aggression oder persönlicher Aversion gegen das Medium Malen sich der vorgesehenen Therapie entschieden widersetzt, die Therapie verweigert. Die klinische Anwendbarkeit in *allen* Fällen kann und darf aber nicht Kernpunkt der Argumentation sein. Dies stünde in krassem Widerspruch zum ursprünglichen Ansatz; diese Behandlungsform ist nicht aus dem Gedanken hervorgegangen, eine Therapie zu entwickeln, sondern aus dem vorbehaltlosen Umgang des Therapeuten mit den Äußerungsweisen der Patienten.

Der Einstieg

Der Therapeut respektiert also den Malprozeß als eigenständigen Vorgang, um sich nur seine Wirkungen zunutze zu machen; die freie Entfaltung der Malerei ist somit eine unabdingbare Voraussetzung. Deshalb muß der Therapeut über ausreichende Erfahrungen in der Malerei verfügen, ohne die eine qualifizierte »Führung« nicht möglich ist. Bereits der Einstieg stellt einen entscheidenden Moment für den gesamten Therapieverlauf dar.
Nehmen wir an, der Patient beginnt seine erste Malstunde mit dem Therapeuten und hat zunächst mehr oder weniger unklare Vorstellungen über das, was da nun beginnen soll. Er kann sich die Wirkung nicht vorstellen, ist unsicher und meint »Ich kann ja gar nicht malen«. Diese Befürchtung ist teils richtig, teils falsch. Richtig deshalb, weil für den Patienten das Malen etwas Neues, Unvertrautes ist; er hat noch keine Bekanntschaft gemacht mit »den Möglichkeiten, die in diesen einfachen Stiften liegen«. Falsch hingegen ist die Befürchtung deshalb, weil der Patient ja kein vorhandenes Können unter Beweis stellen soll. Wichtig ist zunächst nur, daß er bereit sein soll, sich im Medium Malen führen zu lassen.
Sichführenlassen, das heißt sich beim Malen einem Vorgang zu öffnen, ihn auf sich wirken zu lassen und gleichzeitig aktiv an ihm teilzunehmen. Die »Führung« beinhaltet die Ausrichtung auf ein Ziel, das der kranke Mensch sich, solange er krank ist, nicht vorstellen kann; folglich darf ihm durch die Therapie nicht etwa ein schematisiertes Ziel vorgesetzt werden. Mit der Maltherapie wird – ebenso wie mit ihrer Arbeitsweise – ein sehr persönliches und individuell verschiedenes, sich meist erst im Laufe der Therapie abzeichnendes »Ziel« angestrebt. Der Führungsprozeß steht also in engem Zusammenhang mit der Öffnungsbereitschaft des Patienten. Letztere wiederum ist von verschiedenen Faktoren abhängig. Dazu Zitate eines Patienten, der seine Eindrücke in der Einstiegsphase festgehalten hat: »Im Anfang hatte ich immer Detail für Detail im Bild aneinandergereiht, was dann ziemlich leblos aussah«. Hier wird ein erstes Problem bei der Bewältigung der Anfangsschwierigkeiten deutlich: das Arbeiten mit dem Intellekt, sprich der Versuch, die ersten Schritte zur Erarbeitung eines Bildes verstandesmäßig zu bewältigen. Dieses vorsätzli-

che Herangehen schließt automatisch alle anderen spontanen, intuitiven Wahrnehmungsmöglichkeiten und deren künstlerische Umsetzungsformen aus. Ein Mensch, der mit dem Intellekt arbeitet, hat das Ziel, sich selbst »gedanklich« zu führen. Er bewegt sich in festgelegten Bahnen, kann sich folglich nicht öffnen, nicht führen *lassen,* bringt vor allem seine eigene Gedankenwelt nach außen. Deshalb müssen Aufgabenstellung und Maltechnik sowie die individuelle Vorgehensweise von Anfang an auf ein befreiendes, sich loslösendes Arbeiten ausgerichtet sein, die fortschreitende Sensibilisierung für die Ausdrucksformen des Patienten gewährleisten. Dies werden die Bilderreihen im einzelnen verdeutlichen.

Ein anderer kritischer Moment in der Einstiegsphase wird durch die »Leistungsangst« des Patienten hervorgerufen. Er fühlt sich durch (seine Malfähigkeiten betreffende) Erwartungen bedrängt und überfordert. Mit einer Bildanlage oder Skizze können diese ersten Kontaktängste überwunden werden; indem sich blattfüllend erste wegbereitende Linien abzeichnen, wird die Erarbeitung der Gesamtheit Bild merklich erleichtert.
Ein Patient bemerkte: »Mir passierte es oft, daß ich Details ausmalte, nur um etwas Fertiges zu sehen, das mir dann doch nichts nützte, da es mich in bezug auf das ganze Bild hemmte und ich oft das ganze Bild diesem einen Detail angleichen mußte«.
In dieser Aussage wird schon etwas spürbar von einer wechselseitigen Beziehung, einer Wechselwirkung zwischen Mensch und Bild. Der Intellekt steht nicht mehr im Vordergrund, vielmehr übermittelt das entstehende Bild in seiner Gesamtheit Informationen, die vom Patienten wahrgenommen und verarbeitet werden müssen. Es entwickeln sich Dinge auf dem Papier, die nicht den ursprünglichen Erwartungen entsprechen, Dinge, die die Phantasie und Kreativität des Menschen intensiv beanspruchen.
Damit beginnt der eigentliche, künstlerische Malvorgang, ein bildnerisch-dynamischer und konkret faßbarer Vorgang, der ständig Möglichkeiten der Veränderung in sich birgt.
Diese Veränderlichkeit wird als solche interessant, vermag den Menschen langsam aber sicher zu fesseln und in der Arbeit zu motivieren.
Zur Einleitung dieses dynamischen Malprozesses wird die Rolle des Maltherapeuten besonders wichtig, seine *künstlerische Ausbildung* ist von ausschlaggebender Bedeutung. Nur er kann mit der notwendigen Sensibilität die Vorbedingungen technischer und intuitiver Art erfüllen helfen, die wiederum ein selbständiges Arbeiten und Verarbeiten der Krankheitsproblematik ermöglichen.
Die künstlerische Ausbildung und die praktische Erfahrung mit der Malerei sind das Rüstzeug des Therapeuten für die individuelle Betreuung eines Lernprozesses, bei dem der Patient sich wirklich führen läßt, bei dem er Intuition lebt, erlebt und im Bild faßbar macht. Das »therapierende«

Malen geht weit über die rein symbolhafte Darstellungs- und Beschäftigungsmethodik hinaus.

Es soll ein Mittel sein, die Facetten der Persönlichkeit und deren Beziehungen zur Umwelt zwar auch in Bildern, aber vor allem in der *Maltätigkeit* zusammenzufassen. Der Therapeut zeichnet keinen Weg vor, ebensowenig wie er rein diagnostische Ziele verfolgt. Er strebt vielmehr an, dem Patienten je nach Fähigkeiten und Neigungen die handwerklichen und gestalterischen Erfahrungen als Grundlage anzubieten, mit denen dieser sich die Unabhängigkeit von äußeren und inneren Zwängen erarbeiten kann.

Die Klinik als Anwendungsbereich

Als Einführung und zugleich Begleitung des jeder theoretischen Abhandlung überlegenen weil in sich reicheren Bildmaterials sind die nun folgenden Persönlichkeitsskizzen (in Verbindung mit dem jeweiligen individuellen Einstieg und der Wegbereitung innerhalb der Maltherapie) zu verstehen – »Skizzen« sollen es vor allem deshalb sein und bleiben, weil nur ein Teil der Vorgänge im und um den Patienten verbal erfaßt werden kann. Gerade das Fortschreiten und die Entwicklung der Therapie, die darin wirksam werdende feinfühlige Abgestimmtheit auf die jeweiligen, durch den Patienten gegebenen Bedingungen lassen kaum allgemeine Rückschlüsse auf die Art und Weise des therapeutischen Vorgehens zu. Stattdessen wollen wir anhand von Fallbeispielen Orientierungspunkte setzen, die den Leser und Betrachter zu eigener »Weiterverarbeitung« anregen mögen.

BERT

- bei Therapiebeginn 18 Jahre alt
- ambulante Betreuung
- keine medikamentöse Behandlung
- reine bildnerische Therapie

Persönlichkeitsskizze

Bert spürte erste Veränderungen seines Wesens, seiner Empfindungen zu einer Zeit in der er mit Rauschgift in Kontakt kam. Er sagte: »Wenn ich an diese Zeit denke, wird mir warm, und ich beginne zu schwitzen«. Diese Veränderungen äußerten sich in einer tiefen Traurigkeit, verbunden mit lähmendem Selbstmitleid oder auch in zahlreichen, in ihrem Wesen und Erscheinungsbild komplexen Ängsten; »Angst« entsprach hier einem Sichhineinsteigern in, der Phantasie entspringende, Situationen mit all ihren physischen und psychischen Folgeerscheinungen.

Dazu kamen aus einem fehlenden Selbstvertrauen heraus zahlreiche Befürchtungen: Angst, andere zu verletzen, Angst zuviel an sich zu denken, Angst vor größeren Menschengruppen, aber auch Angst, allein zu sein.

Aus all diesen beklemmenden Gefühlszuständen erwuchs das Bestreben, es allen recht zu machen, die Vernachlässigung eigener Interessen, das »Nicht-durch-Worte-auffallen-Wollen«. Daraus widerum resultierte eine starke Zurückgezogenheit, Introvertiertheit, eine Art Isolation, in der Bert immer wieder gedanklich auf sich selbst zurückgeworfen wurde. Allein mit seinen Gedanken fühlte er sich »ihnen ausgeliefert, von ihnen brutal beherrscht« (wie es in seinem Tagebuch heißt). Überhaupt ist zu diesem Zeitpunkt das eigene Bewußtsein sein schärfster und zerstörerischster Gegner: »Sobald mir eine Freude bewußt wird, beginne ich zu zweifeln«. Es beherrscht nicht nur seinen Stimmungszustand, sondern nimmt darüber hinaus deutlichen Einfluß auf sein körperliches Befinden (flaues Gefühl im Magen, bis hin zu allgemeinen Schmerzen).

Dies ist besonders beachtenswert, da Bert einen starken Bezug zu seinem Körper hat, ihn beobachtet und sich auch die kleinsten Veränderungen bewußt macht. Im Verlauf der Therapie äußerte sich diese starke Körperbezogenheit auch in positiver Weise, beispielsweise darin, daß er auf sein körperliches Befinden bewußt verändernd einging: Schlafen, Spazierengehen, der Wunsch, gesund zu essen, überhaupt sinnvoll zu leben. Dieses Körperbewußtsein verstärkte aber andererseits auch die Auseinandersetzung mit seelischen Konfliktsituationen, erschwerte sie; es kamen Schlafstörungen und immer wieder Magenbeschwerden auf,

die ihn stark belasteten. Gefühlsregungen waren meist mit bewußt erlebten physischen Erscheinungen wie Kälte, Wärme, Zittern verbunden. Beeindruckend war Berts Wille zur Selbstbeherrschung, der schon an einigen Wendepunkten seines Lebens eine wichtige Rolle gespielt hatte: Es war Bert gelungen, die Drogen abzusetzen, die Schulversäumnisse halbwegs aufzuholen. Zurück blieb jedoch das Gefühl, in einer »grauen Welt« zu leben, trotz guter Noten etc.
Die Alltagswelt mit ihren Pflichten konnte ihm nicht mehr als ein Gefühl der Sinnlosigkeit vermitteln und erst recht kein Selbstwertgefühl. Er tat, was er tun mußte, aber mit einer starken Bezugslosigkeit, die seinem phantasievollen, sensiblen Seelenleben zum Verhängnis wurde: Bert sah keine Zukunft für sich, das wiederholte er immer wieder, und er ängstigte sich tödlich vor dem »Dahinvegetieren«. Um so schlimmer mußte er seine »graue Welt« empfinden. Die Behandlung mit Beruhigungsmitteln durch den Hausarzt konnte die Schlafstörungen und die Zuspitzung des Zustands bis hin zum (wie er schreibt) »spontanen« Selbstmordversuch nicht verhindern. Bert wollte »sich erlösen«, d.h. er ertrug seine unbestimmte Lebensweise einfach nicht mehr, ihm fehlten Aufgabe und Ziel, die ihm Freude geben und zum Arbeiten hätten motivieren können. Sein sensibles Wesen fand keine *Anregung*, seine Angst keine Geborgenheit. Vor allem aber sah er keine Möglichkeit, sein Inneres, das ihn mit Gedanken förmlich »überhäufte«, zu erkunden, zu verstehen, zu bewältigen. Sein Leben wurde zu einem einzigen Gedankenkarussell, dessen akzelerierende Geschwindigkeit ihn fortzureißen drohte, so daß er den Halt verlor: »Ich bin ein Blatt im Wind«. Die eigene Unzulänglichkeit (sich in einem solchen Leben nicht akzeptieren zu können) prägte gleichermaßen seine Beziehungen zu Mitmenschen; er war sicher, daß sie ihn nicht akzeptieren könnten. Im Grunde übertrug er nur die Selbstbeurteilung von sich auf die anderen.
Ein weiterer Problemkreis war Berts Verhältnis zur Sexualität. Bert war homosexuell, wollte dazu stehen obwohl er gleichzeitig zugab, daß seine Suche nach Zärtlichkeit, Geborgenheit und Freundschaft im eigentlichen, tieferen Sinn bei Männern wie bei Frauen vergebens war. Ebenso befremdete ihn »der Verschleiß an Männern«, den Homosexuelle seines Bekanntenkreises an einem Tag haben konnten. Die bisexuelle Beziehung wiederum empfand er (aus Erfahrung!) als brutal. Doch spielte ganz allgemein sein inneres »Nicht-mit-sich-fertig-Werden« die weitaus größte Rolle auch bei diesem Problem. Er fühlte sich allzu rasch von außen, von den Mitmenschen, überfordert, was ihm seine innere Unzulänglichkeit nur um so stärker vor Augen führte. Zum einen war er nicht gern allein, zum anderen fiel es ihm schwer, sich längere Zeit auf andere zu konzentrieren, sie »nervten« ihn allzu schnell. Daraus wiederum mußte eine Resignation, eine Orientierungslosigkeit erwachsen. Bert fühlte sich hin- und hergerissen zwischen »Alleinsein« und »unter Menschen sein«. Nicht nur daß er den eigenen Anforderungen nicht genügte, darüber hinaus mußte

er das Versagen anderen gegenüber befürchten. Er begann an seiner »Normalität« zu zweifeln, beobachtete und kritisierte sich im Vergleich zu anderen, drängte sich förmlich ständig in die seine Kräfte überfordernde, grübelnde Gedankenwelt zurück. Es fehlten ihm die *Maßstäbe,* denen gemäß er sowohl ein gesundes Selbstvertrauen hätte entwickeln, als auch die eigenen Zweifel in ihre Schranken hätte rückweisen können.

Hier nun bot ihm die Maltherapie eine wirkliche Hilfestellung, mehr noch: sie gab ihm eine Art Orientierungshilfe und einen Anstoß zur inneren Entwicklung, sprich Heilung. Die »Meilensteine« dieser Entwicklung wären folgendermaßen zu charakterisieren: Bert mußte einen Weg gehen, der für *ihn* übersichtlich blieb – nur so konnte er den für ihn so wichtigen Rückhalt finden. Er mußte lernen, eigene Fehler zu akzeptieren und gleichzeitig Erfolgserlebnisse als solche anerkennend zur Kenntnis zu nehmen, ohne sie ständig anzuzweifeln. Voraussetzung dafür war die Fähigkeit, sich »freuen« zu können, dem Leben positive Seiten abzugewinnen, obwohl es »unangenehme« Dinge von ihm verlangte. Es ging also um einen Lernprozeß, der Schritt für Schritt eine Koordination dessen bringen sollte, was Bert *selbst* wollte *und* was andere von ihm erwarteten. Er mußte sich selbst fördern, aber auch einschätzen lernen, eine Art »Kräftehaushalt« zu führen. Für die Therapie bedeutete all dies, daß die erste Aufgabe im Lösen der Verkrampfung bestand, in einer »Ablenkung«, die Bert seinen schlechten Gefühlszustand, seine lähmenden Gedanken vergessen ließ. Statt sich der Trübsal hinzugeben, sollte Bert lernen, selbständig seine starke Phantasie zu lenken, sie als Schlüsselelement zur Überwindung der vorherrschenden »inneren Leere« und »Sinnlosigkeit« zu erkennen.

Verlauf der Maltherapie

Bert beginnt sein erstes Bild *(B 1)* als Braunkreidearbeit (hell/dunkel). Die Wahl dieses Materials ist im Hinblick auf sein ängstliches, in sich zurückgezogenes Wesen ganz besonders wichtig. Bert fängt »ganz klein« an, ihm fehlt jegliches Selbstvertrauen, so daß minimalste Reize genügen, ihn zu bedrängen und relativ schnell zu überfordern. Es fehlt ihm an Mut, sein inneres Erleben mit äußeren Eindrücken zu verknüpfen und anderen mitzuteilen. Dahinter steht die Angst zu versagen, in den Augen der Mitmenschen noch kleiner zu werden, keinen Sinn im eigenen Dasein zu erkennen.

Alles Laute, Aggressive, muß ihn folglich erschrecken, zurückdrängen, weshalb das erste Bild speziell auf diese Situation Rücksicht nehmen muß. So ist in ihm die Waagerechte betont, die Ruhe ausstrahlt und eine langsame Annäherung an das Medium ermöglicht. Die Verwendung der Braunkreiden, ein minutiöses Strich-um-Strich-Arbeiten hilft Bert zunächst einmal über die Angst zu versagen hinweg, weil er die gestellte

Aufgabe durch geduldiges Bemühen um das Thema ohne Schwierigkeiten bewältigen kann. Er gewinnt durch dieses erste »Gelingen« an Sicherheit, damit wiederum sind das natürliche Interesse und der Mut, sich an das nächste Thema heranzuwagen, geweckt. In der Hell-dunkel-Schattierung, der Erstarbeit zum Erfassen der Räumlichkeit, können die Urformen des Erlebens nachvollzogen werden, zunächst einmal als »hell/dunkel, Licht und Schatten«. Auch dieses »Erlebenkönnen« ist für Bert nicht selbstverständlich, in seiner Zurückgezogenheit eigentlich gar nicht möglich. Schritt für Schritt nur kann ihn die Maltherapie aus dieser Reserve locken, und für Neuartiges aufnahmebereit machen. So entwickelt sich aus der Ruhe heraus im nächsten Bild (*B 2*) der Kreis, im Unterschied zum ersten Thema nun eine in sich dynamische *Bewegung,* wobei das gestalterische Element Kreide sowie die Hell-dunkel-Schattierung erhalten bleiben. Mal*therapie* bedeutet an dieser Stelle das »Sichanbinden« an einen Prozeß, der den Rückgriff auf »schon Dagewesenes« mit einem Schritt nach vorne verbindet, so daß der Mißerfolg, das frustrierende Erlebnis, zunächst einmal für den Patienten ausgeschlossen bleibt, v. a. deshalb, weil die Belastbarkeit des einzelnen in den Anfangsstufen meist nur sehr gering ist. In den Bildern *B 3* und *B 4* wird der Versuch unternommen, mit den schon kennengelernten Elementen (Licht/Schatten) und der daraus sich formenden Dinglichkeit zu *spielen,* sie zu variieren und in neuen Kombinationen und Themen (Landschaften *B 5 – B 9*) anzuwenden, den Zeichenprozeß als solchen nicht in sich erstarren zu lassen. Den meisten Lebensvorgängen ähnlich soll hier spielerisch ein Sichanbinden und Sichloslösen von Problem- bzw. Aufgabenstellungen geübt werden, der Umgang mit Konfrontationen jeglicher Art, ohne sich dabei zu verkrampfen oder sich in die Angst vor dem Versagen hineinzusteigern.

Die Bilder *B 10 – B 12* nehmen außer den schon dagewesenen Elementen nun die Senkrechte hinzu, so daß im Rahmen dieser neuen Räumlichkeit wiederum Variationen geprobt werden können. Auffällig an dieser Bildserie ist die innere Schulung des Patienten vom ersten bis zum letzten Bild, die sich als formender, harmonischer Prozeß in den Bildern niederschlägt; indem Bert mit der ihn umgebenden Materie mehr und mehr vertraut wird, gelingt es ihm auch, ein Stück von sich selbst nach außen zu tragen, sich gleichzeitig zu öffnen und die neuen Eindrücke aufzunehmen. Ohne diese Öffnung wäre ein Fortschreiten in der Therapie nicht möglich gewesen.

Mit der sich anschließenden Bildserie *(B 13 – B 18)* beginnt das gleiche – nun bewußtere – »Spiel« von vorne. Anfangs die Waagerechte in Blau, an der die Hell-dunkel-Verläufe im Aquarell erprobt werden. Mit der Farbverwendung klingen hier nun gleich zu Anfang *sensiblere* Stimmungen an, die Bert auf die eine oder andere Weise beim Malen nachempfindet. Ganz allgemein könnte das Blau für Wasser, Dunst, Unfestes stehen, während das Gelb des Kreises in *B 14* eine ganz andere, lebendigere

oder eher wache Farbstimmung zum Ausdruck bringt. *B 15* läßt Bert wiederum mit den gesammelten Erfahrungen spielen – aus Hell, Dunkel und Bewegung entsteht ein Wolkenbild, aus der Kombination mit den erarbeiteten Farbstimmungen – Gelb und Blau – »Himmel-Erde-Bilder« *(B 16–B 18).* So findet langsam eine »Verstofflichung« der Eindrücke statt, ohne die Bert den Halt verlieren würde – ist es doch so ungemein wichtig, daß er in dem, was er tut, einen Sinn sehen, einen roten Faden verfolgen kann, ein Gefühl wie etwa »Ich weiß wo's lang geht« in sich aufbauen und bewahren kann. Dies wiederum setzt unbedingt eine ständige Fortbewegung innerhalb der Therapie voraus; es darf weder zur Überforderung noch zur Langeweile kommen, und v. a. muß die Therapie mehr sein als eine Fleißarbeit; sie *muß* dem Patienten eine *Entwicklung* ermöglichen, ihn in Vorgänge einbinden, die aufgrund ihrer inneren Wirksamkeit an seelische Konfliktpunkte heranreichen und sie langsam fortschreitend aufzulösen vermögen. Bert beginnt mehr und mehr die Bilder dieser ersten Farbenreihe *(B 13–B 20)* auszugestalten, phantasievoll-spielerisch mit den Farbstimmungen umzugehen und damit ureigene Welten zu schaffen, zu denen er direkten Bezug hat. Es sind jene Welten, jene Stimmungen, die seinem sensiblen Wesen das Gefühl der Leere nehmen, die seinem »grauen« Alltagsleben Erweiterungsmöglichkeiten anbieten – oder anders gesagt: Berts Sensibilität findet hier einen Ort, an dem sie nicht störend, unerwünscht oder angreifbar ist, nicht »Schwäche« bedeutet, sondern ganz im Gegenteil schöpferisch wirksam werden kann. Er lernt sie als Teil seiner selbst zu akzeptieren und mit ihr »umzugehen«! Und genau dieses »mit der Sensibilität, der Schwäche umgehen lernen« bedeutet den ersten Schritt zur Bewältigung der zahlreichen, scheinbar unkontrollierbaren Ängste. Man darf hier vor allem nicht vergessen, daß gerade die Farben ein Eigenleben besitzen, das ständig mit den Erwartungen und Empfindungen des Malenden korrespondiert, es ihm erleichtert, seinem eigenen Innenleben auf die Spur zu kommen. Wie schon erwähnt, formt sich hier eine schöpferisch-handelnde Beziehung zwischen dem Medium Malen und der Persönlichkeit, die auf sehr individueller Ebene wirksam wird und heilend im Sinne von ausgleichend wirken kann. Solche Vorgänge spürt jeder einzelne von uns im Alltag: ob er sich bei ruhiger Musik entspannen oder bei aggressiverem Rhythmus abreagieren oder sich eben irgendwie anders von alltäglichen Pflichten lösen will bzw. Konfliktstimmungen zu bewältigen versucht. Bei einer aktiven Beschäftigung wird zusätzlich eine besondere Befriedigung entstehen, die im menschlichen Wesen begründet liegt. Es kommt einem Glücksgefühl gleich, das Ergebnis einer eigenschöpferischen Arbeit vor Augen oder in Händen zu halten. Es entsteht ein Gefühl des Selbstwertes, eine Art Selbstbewußtsein die eigenen Fähigkeiten betreffend, eine Kraftquelle für die Anforderungen des Alltags.
Doch zurück zu Bert: Im dritten Stadium der Maltherapie *(B 21–B 24)* steht das Entwickeln einer gewissen Selbständigkeit im Vordergrund. Als

thematische Grundlage der Arbeit dient die Illustration einer von Bert selbst ausgewählten Geschichte. Bert arbeitet hier bereits ohne ständige Vorgabe, setzt eigene Schwerpunkte und beweist Durchhaltevermögen, Disziplin, ohne sich selbst zu überfordern oder unter Druck setzen zu lassen. Das Abschließen dieses Themas kommt einer Rhythmusfindung gleich, die es Bert ermöglicht, ein höheres Maß an Konzentration aufzubringen, was ihm bei Therapiebeginn ganz unmöglich war. Gleichzeitig gewinnt das Wort und damit die Sprache durch die bildliche Umsetzung wieder an Bedeutung – Berts Fähigkeit, sich sprachlich mitzuteilen, nimmt deutlich zu.

In dieser Phase der Maltherapie beginnt Berts Auseinandersetzung mit dem ihn stark belastenden Problem der Sexualität. In den Bildern *B 25–B 28* erfährt der »Faltenwurf« über einer weiblichen Brust (Bert wählte gezielt diesen Bildausschnitt aus der klassisch-griechischen Darstellung einer Frau) eine prozessuale Auflösung, Entmaterialisierung, um ihm einen freieren Umgang mit seinen Vorstellungen von der Verkörperung des »weiblichen Wesens« zu ermöglichen. Vor allem die Bilder *B 27* und *B 28* verdeutlichen die spielerische Leichtigkeit, mit der Bert schließlich das eigentlich »Gesuchte«, das warme und weiche Fließen der Formen nachzuempfinden vermag.

Grundthema der Bilder *B 29–B 32* ist die ägyptisch-statische Kunstform, die für eine gewisse Starre und Festigkeit steht. Im Unterschied zum Auflösungsprozeß der Bilder *B 25–B 28* muß hier nun ein erhöhtes Maß an willentlicher Auseinandersetzung aufgebracht werden, um diese vorgegebene Starre zu überwinden. Dem Auflösungsprozeß kommt nicht das Weiche, Warme des fraulichen Körpers, sondern eine widerstehende Kraft entgegen, die Bert herausfordert und zu gesteigertem Wollen zwingt. Der vorausgegangene Vorgang des Kopierens ist für ihn eine wichtige Orientierungshilfe, eine im Rahmen seiner (vom Therapeuten einzuschätzenden) Möglichkeiten liegende Basisaufgabe, an der er sein Können messen, sich selbst beweisen und festigen kann. Die Bewältigung dieser Aufgabe gibt ihm den Mut, sich an Neues heranzuwagen, sich weiter zu erproben und zu entdecken. So kann Schritt für Schritt eine Verselbständigung erfolgen: die spielerisch-farbliche Aufweichung der harten Formen und die dynamische Fortführung der Kopie in ein immer freieres, unabhängigeres Gestalten.

Damit erfährt Berts Arbeit eine zunehmende Vertiefung, da mit dem Verlassen der Kopie seine eigene Sensibilität die Arbeitsweise bestimmt. Bert selbst ist es, der willentlich-bewußt das Arbeitsziel verfolgt und abschließt, es folglich in seiner Gesamtheit vor Augen hat. Die abschließenden Pflanzenstudien *(B 33–B 36)* die parallel zur endgültigen Ablösung vom Therapeuten entstehen, bezeugen den Eigendynamisierungsprozeß. Berts Introvertiertheit hat sich gelöst, seine Beobachtungen und deren Umsetzungen sind nach außen gerichtet und stehen im Einklang mit seinem Tun.

Die Zeit nach der Therapie

Bert wohnt noch immer zu Hause, hat aber in der problembehafteten Familie im Gegensatz zu früher eine Art Führungsrolle übernommen; er springt, sobald erforderlich, ohne Schwierigkeiten im Haushalt ein, behauptet sich Eltern und Geschwistern gegenüber ruhig und selbstbewußt, wird gleichwohl von ihnen anerkannt.

Seine homosexuell motivierten Freundschaften hat Bert abgebrochen – je mehr sich seine Persönlichkeit stabilisierte, desto weniger verspürte er das Bedürfnis nach den früheren Kontakten. Unter dem Aspekt der Selbständigkeit ist Bert nun in der Lage mit der eigenen Problematik umzugehen und sie zu bewältigen. Von daher ist es ihm kein vorrangiges Bedürfnis mehr, bei einem anderen Menschen – Mann oder Frau – Schutz zu suchen, »unterkriechen« zu können. Seine den Lebensweg betreffenden Vorstellungen sind so konkret geworden, daß er mittlerweile erfolgreich sein Realschullehrerstudium absolviert. Vorträge vor Menschenversammlungen, die ihm früher wahnsinnige Angst eingeflößt hatten sowie das Vertreten der eigenen Meinung bereiten ihm keinerlei Schwierigkeiten; er scheint den notwendigen inneren Halt im Alltag gefunden zu haben. Gleichzeitig bewahrt sich Bert die Ausgleichsmöglichkeiten »meditativ-künstlerischen Arbeitens«. Das Malen ist ihm, wie seine letzten Therapiearbeiten bereits ahnen lassen, ein wichtiges Mittel zum Ausdruck seiner selbst und als praktische Verwirklichung sensiblen Wahrnehmens erhalten geblieben.

 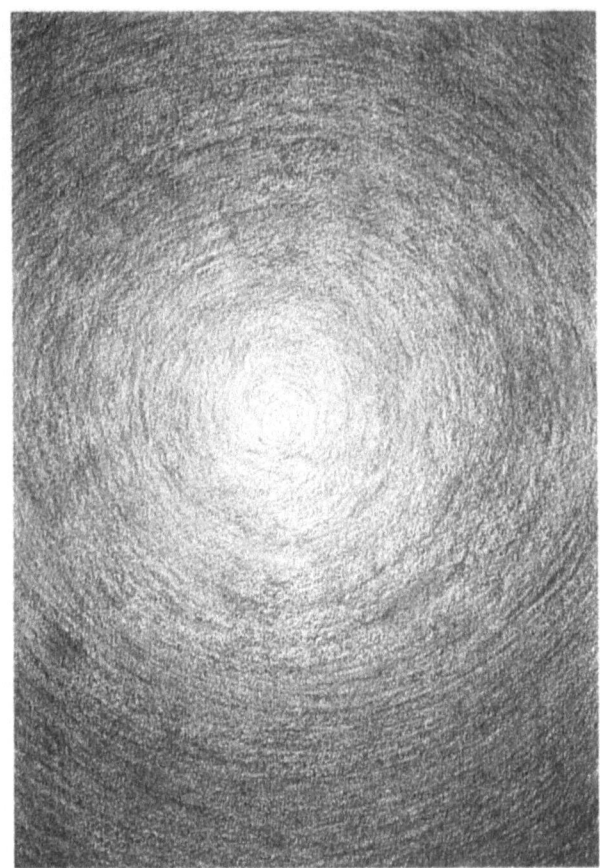

Bert beginnt die Maltherapie mit einer Braunkreidearbeit (hell/dunkel). Er arbeitet in Kreide, was seinem hochsensiblen, ängstlichen Wesen ein stückweises Vorgehen ermöglicht. Im Vordergrund der Thematik steht das Erleben des Urphänomens »Licht«.   *B 1*

Von der Ruhe ausstrahlenden Ebene ausgehend wird nun die gleiche Arbeit in Kreisform gestaltet. Sehr deutlich wird im Gegensatz zu *B 1* die dynamische Eigenbewegung im Bild empfunden.   *B 2*

Diese Arbeiten bilden eine Zusammenführung der ersten Erfahrungswerte. In den Wolkenbildern entsteht ein Gegenspiel von Ruhe und Bewegung, von Dunkelheit und Licht. *B 5* zeigt bereits einen freieren Umgang mit dem Thema, die Formen sind organischer erfaßt und der Mut zum Kontrast kommt auf.   *B 3–B 5*

Auch hier wieder eine Kombination geprobter Darstellungsweisen. – Hell/dunkel in der Ebene sowie im Kreis vermittelt den Eindruck von Sonne und Meer. Die erste »konkrete« Darstellung gelingt und ermutigt Bert in seiner Arbeit.   *B 6*

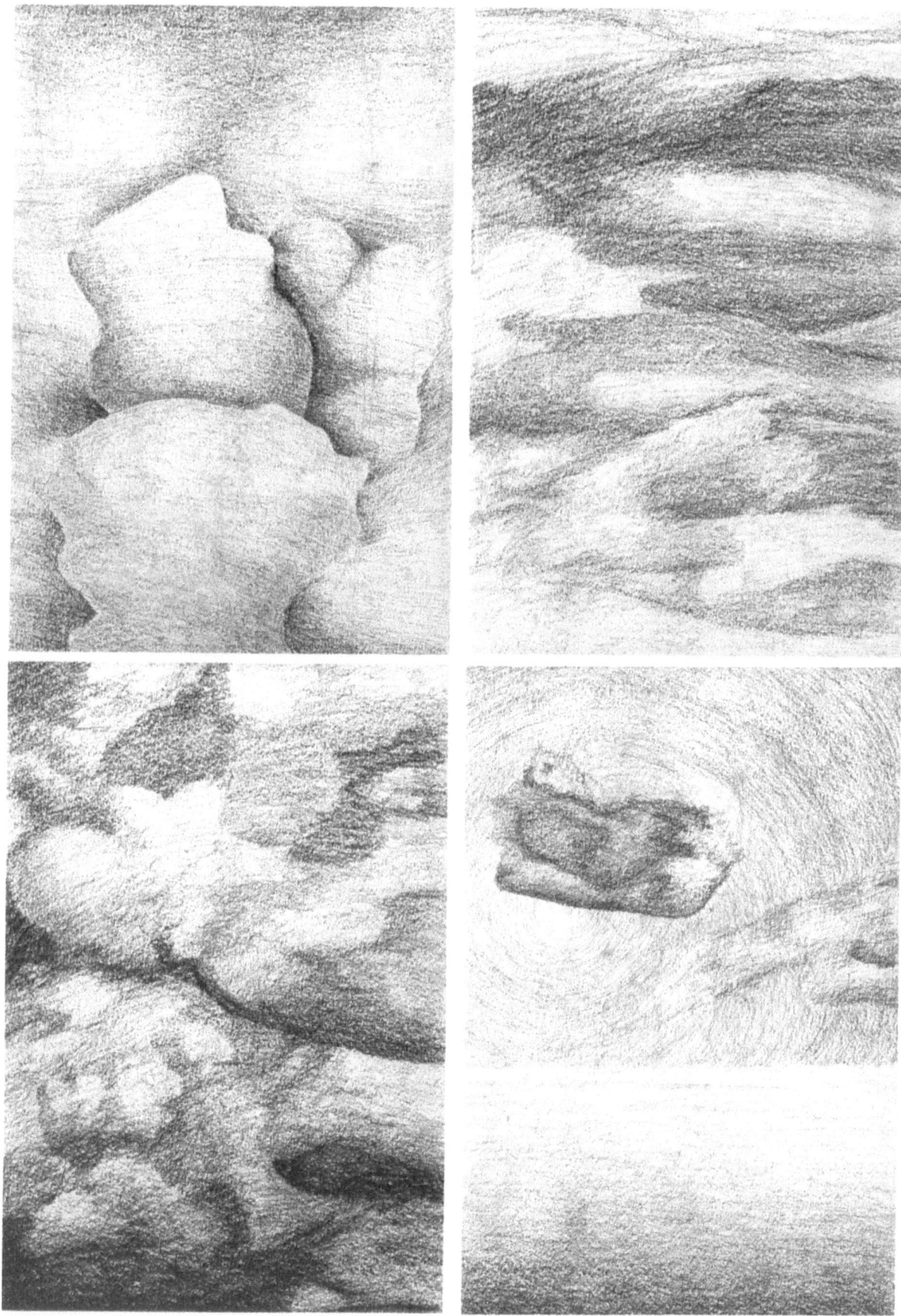

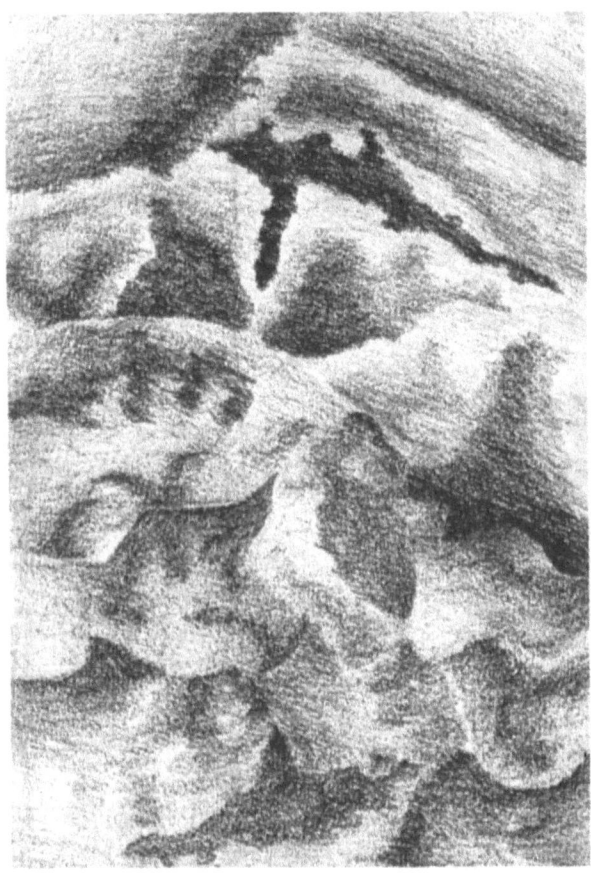 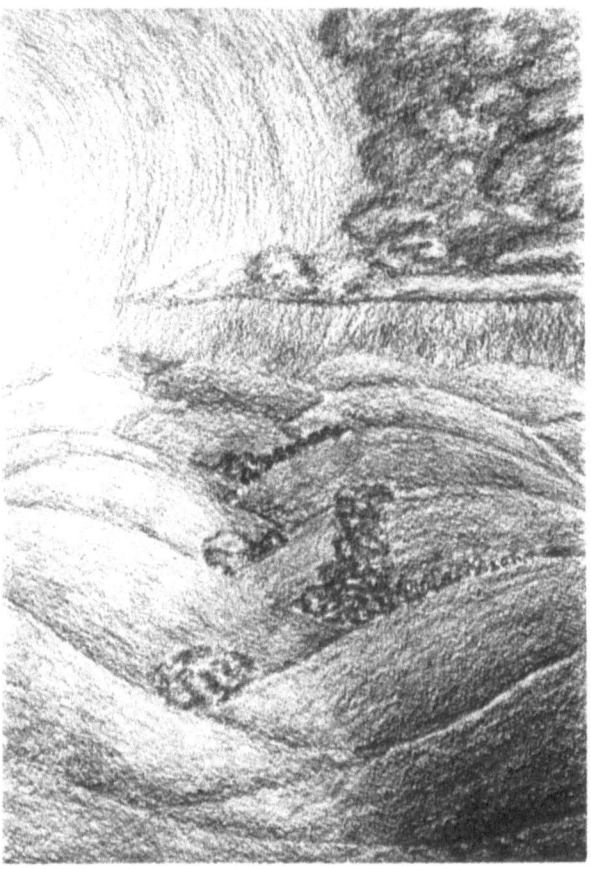

Die ruhige Darstellung wird nun wieder von starker Bewegung, fast Zerrissenheit abgelöst. Dieser Wechsel ist sehr wichtig, um dem Patienten die Kontraste bewußt zu machen und ein Einpendeln zur Mitte hin zu ermöglichen. *B 7*

Wieder wird das Thema Landschaft aufgenommen, diesmal differenzierter in der Gestaltung und sehr subtil in der Lichterfassung. Die Landschaft wirkt bewegt. *B 8*

Im Gegenspiel nun die beruhigte Landschaft. Die Lichtschattierung zum Horizont hin ist sicher geführt; Bert erwirbt technisch sowie gestalterisch Fähigkeiten, die sein Ausdrucksvermögen beträchtlich steigern. *B 9*

Als neues Element tritt die Senkrechte hinzu. Sie bildet das statische Moment der Darstellung, die so nur dem – zumindest teilweise – gefestigten Patienten möglich ist. Die Senkrechte kommt einem Symbol für das Aufrichten des Menschen gleich, einem »Hier bin ich«. Gleichzeitig erfährt die bis dahin nur aus dem Lichtfluß geschaffene Räumlichkeit eine Erweiterung, (mehrere hintereinanderliegende Ebenen!); ein entsprechendes Vorstellungsvermögen liegt zugrunde. *B 10*

Die Einbeziehung der Mauer setzt einen noch stärker entwickelten Umgang mit perspektivischer Sicht bzw. Darstellung voraus. Daß der Patient selbst diesen Schwierigkeitsgrad mühelos bewältigen kann, ist ein deutlicher Beleg seiner bisherigen Fortschritte. *B 11*

Eine Situation, eine menschliche Begegnung, wird festgehalten, so daß nun auch das Element »Zeit« das Bildgeschehen mitbestimmt. Ein Alltagsmoment wird beobachtet und im Malgeschehen diskutiert. Damit beginnt der »innere Dialog« des Patienten. *B 12*

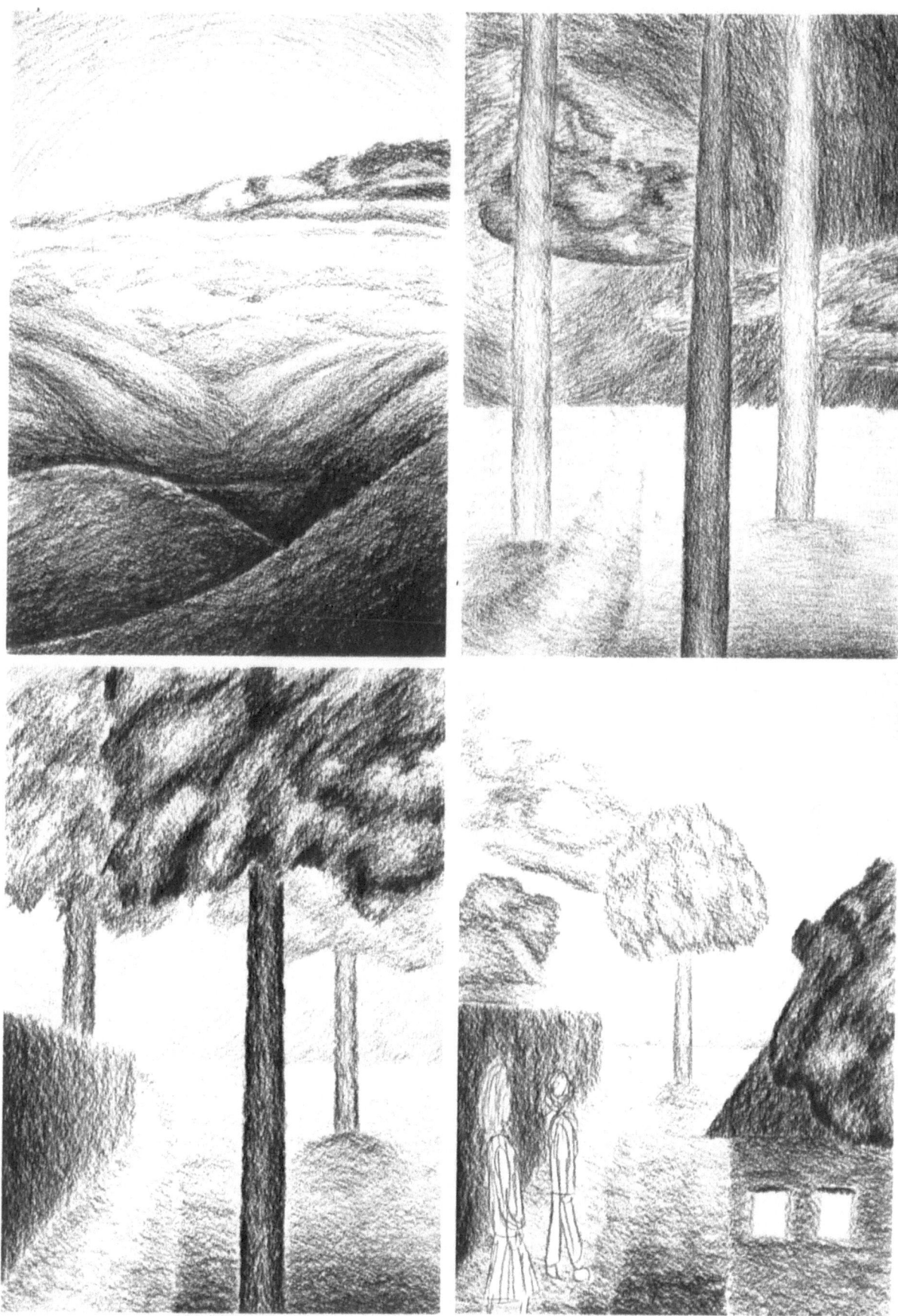

Bert hat sich im Malprozeß soweit befreit, daß er nun auch mit der großflächig-rasch fungierenden Aquarellfarbe umgehen kann. Auch hier wieder zunächst die Einführung einer Ebene durch den Hell-dunkel-Verlauf. Gleichzeitig kommt es zum bewußten Farberlebnis – Blau betont die Ruhe.   *B 13*

Die Bewegung des Kreises harmoniert mit dem warmen, Aktivität ausstrahlenden Gelb.   *B 14*

Ruhe und Bewegung, Hell und Dunkel im Wolkenbild.   *B 15*

Anwendung der erprobten Farbstimmungen zur Gestaltung einer Landschaft. Blau steht für die verdichtete Materie (Wolken, Erde), Gelb hingegen für den lichtdurchfluteten Raum (Himmel).   *B 16*

Aus den Grundfarben heraus erfolgt ein weiterer Entwicklungsschritt: die Mischung. Bert arbeitet mehr und mehr spielerisch; er erfährt die Vielfalt der Farbenwelt und erkennt die damit verbundenen Ausdrucksmöglichkeiten, die ihm mit nur 2 Farben bereits gegeben sind.   *B 17*

Das gleiche Thema, aber schon sehr viel sensibler erfaßt. Die Wiederaufnahme des Themas ist ein wichtiger Faktor im Rahmen der Therapie, denn es sollte vermieden werden ein Bild nachträglich zu korrigieren oder es nach dem Abbruch durch den Patienten zwanghaft beenden zu lassen (auch ein unfertiges Bild hat seine Aufgabe erfüllt!). Die Arbeit bleibt als solche stehen, um den Patienten nicht unnötig zu belasten. Im folgenden Bild können dann neue Anregungen zum gleichen Thema verarbeitet werden.   *B 18*

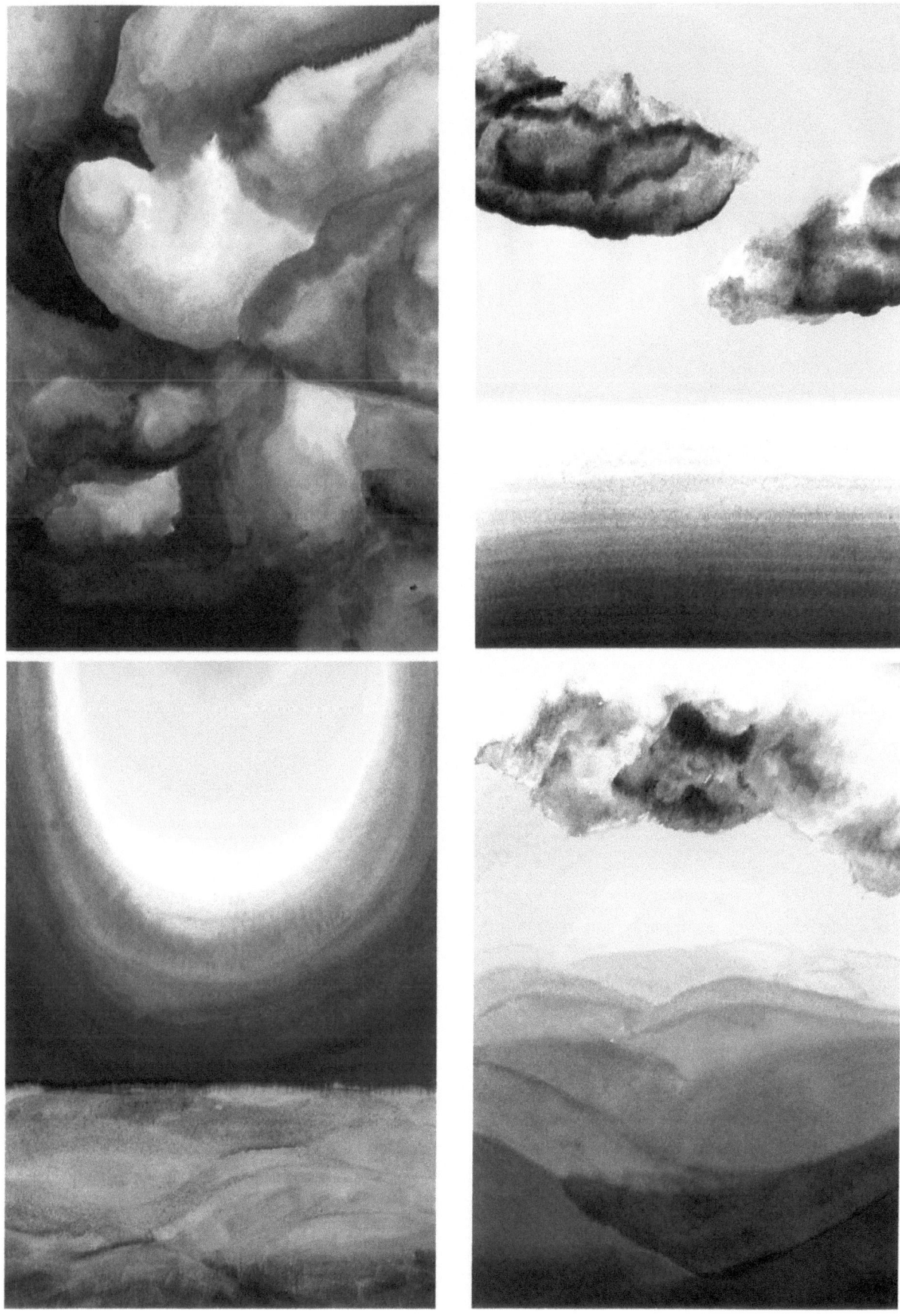

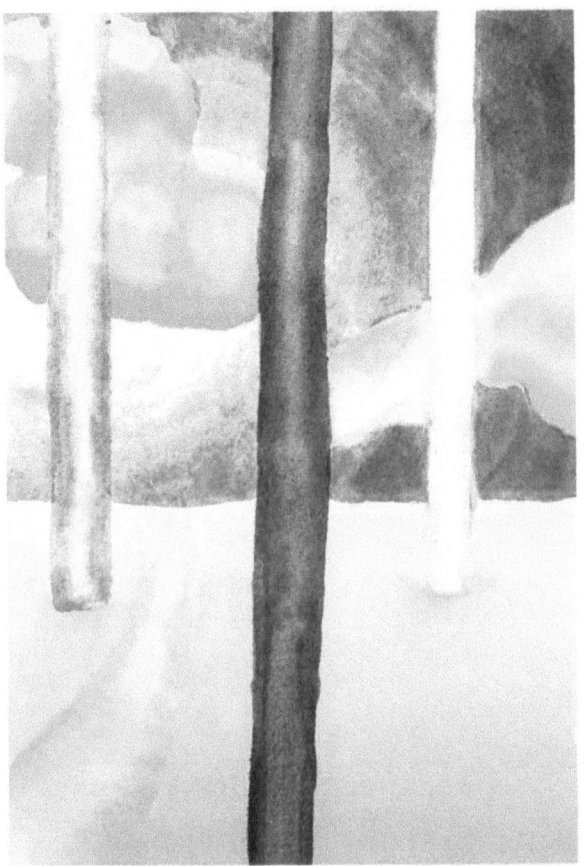 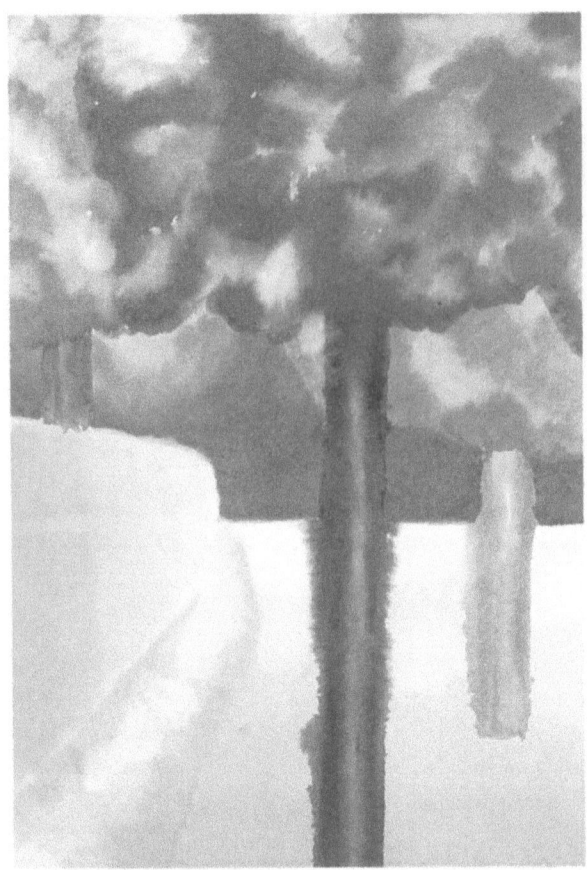

Die Senkrechte wird hinzugenommen. Erarbeitung mehrerer Ebenen.   *B 19*

Die Mauer als Anhaltspunkt perspektivischen Sehens und zur Sensibilisierung des   *B 20*
Empfindens für Räumlichkeit. Auffällig ist die einfühlsame »laubhafte« Gestaltung
der Baumkronen.

Bert wählt sich einen Text, den er schreibt und illustriert. Es sind hier nur einige Blät-   *B 21–B 24*
ter aus der Gesamtarbeit entnommen. Neben der ausgesprochenen Geduldsprobe
– Bert beweist starkes Durchhaltevermögen und Konzentrationsfähigkeit –, ist die
Verbindung der Bildelemente mit dem Wort ungemein wichtig. Das Wort erfährt in
sich eine Belebung, muß aber gleichzeitig in seinem Mitteilungswert voll erfaßt werden. Damit ist es für Bert möglich geworden, sich mit einer Materie gezielt zu befas-
sen, sie eigenschöpferisch umzusetzen und gezielt zu Ende zu führen. Er lernt die
Vorgabe als solche zu akzeptieren, ohne sie als Einengung oder Hemmung zu empfinden.

Popp und Mingel

Marie Luise Kaschnitz

Nach Bildern von

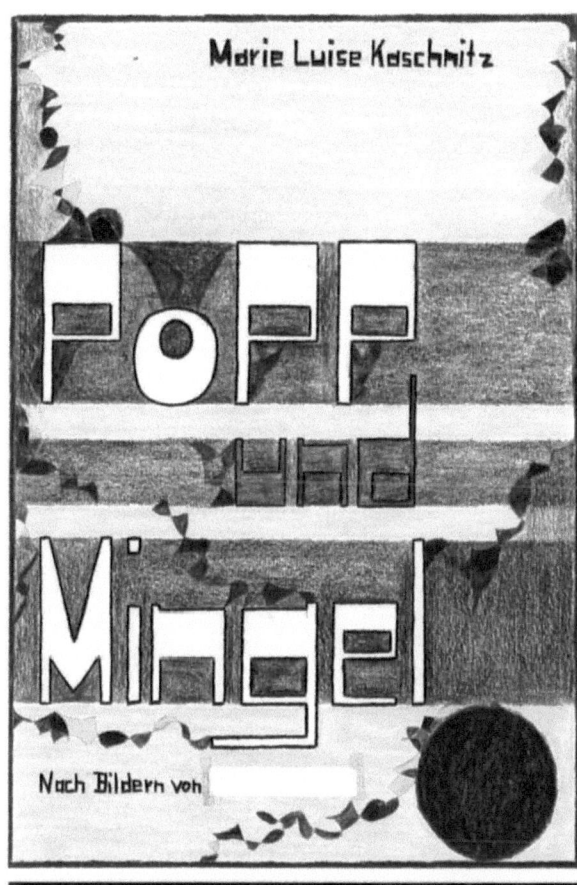

die Türklinke herunterdrücken kann. An dem Tag ist er aber nicht aufgesprungen und hat auch nicht gebellt und gleich aufgehört zu knurren, und ich weiß

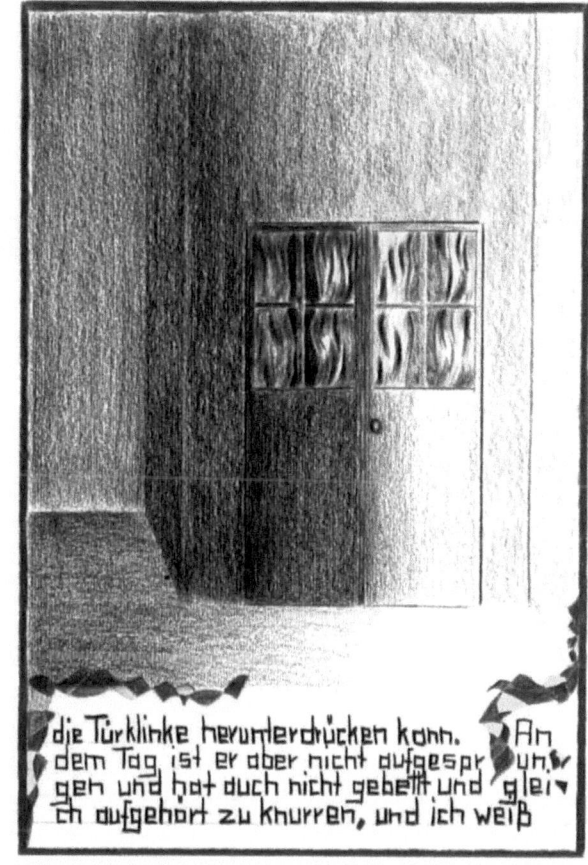

die Türklinke herunterdrücken kann. An dem Tag ist er aber nicht aufgesprungen und hat auch nicht gebellt und gleich aufgehört zu knurren, und ich weiß noch, daß mir das nicht gefallen hat. Also habe ich wieder gegähnt und bin langsamer gegangen und habe dabei meine Jacke aufgeknöpft und den Hausschlüssel herausgezogen, den meine Mutter mir morgens an einem Wascheband um den Hals hängt, obwohl ich ihn natürlich genauso gut in die Hosentasche stecken könnte. Während ich aufgeschlossen habe und in den Flur getreten bin, habe ich gemerkt, daß es schlecht gerochen hat, und ich habe mir schon gedacht, daß wahrscheinlich wieder einmal niemand Zeit gehabt hat, die Betten zu machen vor dem Weggehen, und so war es auch, und das Frühstücksgeschirr hat noch auf dem Tisch ge-

immer sehr verlegen sind. So, so, mit deinen Autos hast du gespielt, hat der sogenannte Onkel Doktor gesagt und hat dabei ein merkwürdiges Gesicht gemacht, und ich habe genickt und ihn frech angesehen und mir gedacht, was er wohl zu meiner Familie sagen würde, nämlich daß mein Vater ein alter Fußball namens Popp und meine Mutter eine komische Puppe ohne Beine namens Mingel ist und daß sie außer mir noch zwei andere Kinder haben, von denen das eine eine alte Schachfigur und das andere ein eingeschrumpfter Luftballon ist. Diese ganze Familie habe ich in

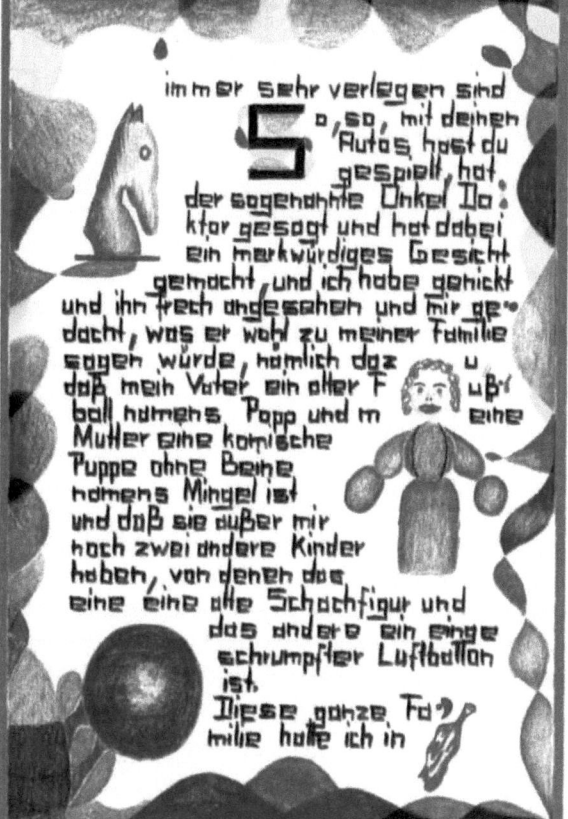

In dieser Reihe setzt sich Bert mit einem ihn stark belastenden Problem auseinander, *B 25–B 28*
der Sexualität. Bewußt wählt er aus einer Vielzahl griechischer Vorlagen die Darstellung einer Frau und davon wiederum gezielt denjenigen Ausschnitt, der die Brust im Faltenwurf des Gewandes zeigt. So ist das eigentlich Weibliche, Sexuelle (in seiner Nacktheit) herausgenommen und verdichtet dargestellt. Der Therapeut strebt nun einen Auflösungsprozeß an, eine Entmaterialisierung, die sich in *B 26–B 28* verdeutlicht. Bert »verarbeitet« den weiblichen Körper in der Auseinandersetzung mit dem im Auflösungsprozeß sichtbar werdenden Wesenhaften. In der Loslösung von der Form wird eine Befreiung von zwanghafter Anbindung an die vorgegebene Dinglichkeit möglich.

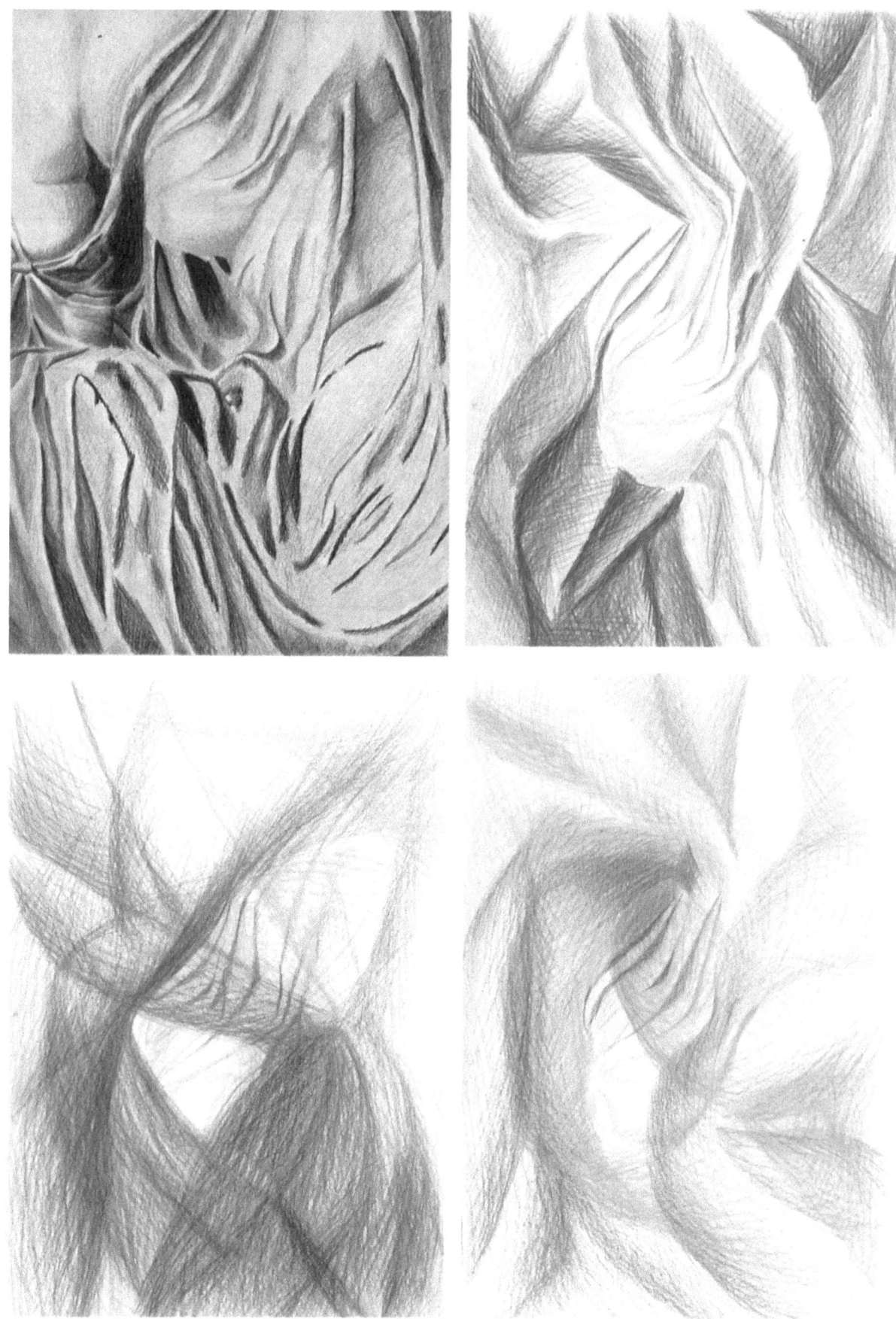

Die Thematik wird von einer anderen Seite aufgegriffen. Die Arbeit nimmt ihren Ausgang von einer ägyptischen Plastik, dem Pharao, Symbol des Aufrechten und der Willensstärke. Der Darstellung liegt Erhabenheit zugrunde, die man auch als Hinwegsehen über die Dinglichkeit umschreiben kann und deren Wirkung sich der Betrachter bzw. der Malende nicht zu entziehen vermag. Auch hier vollzieht Bert den Auflösungsprozeß und erfährt, wie die Ausstrahlung des Pharao erhalten bleibt, ohne dem sich quasi zurückziehenden Äußeren verhaftet zu sein. Diese Erfahrungen machen Bert zugänglich und helfen ihm, Distanz zum Körperlichen/Materiellen aufzubauen.

B 29–B 32

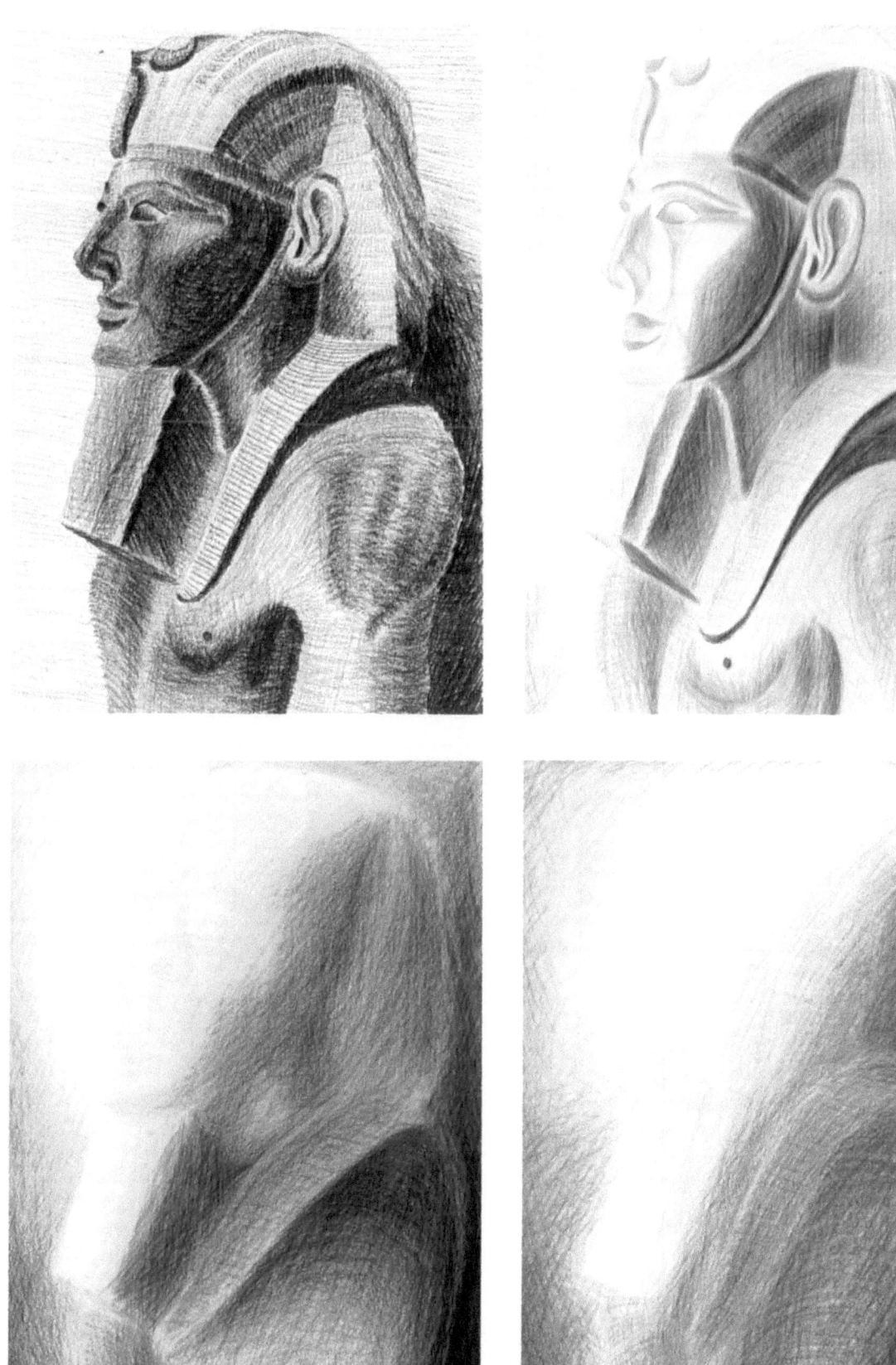

45

Die Naturstudien zeigen das Ende der eigentlichen Therapie an. Bert kann sich nunmehr mit bestimmten Themen frei auseinandersetzen; es mangelt ihm weder an der Fähigkeit zu wacher Beobachtung noch an Empfänglichkeit für Eindrücke. Er spricht nicht mehr von Leere und Sinnlosigkeit; seine Sensibilität hat Bezugspunkte in der ihn umgebenden Welt gefunden – eine Basis, auf der Bert aufbauen kann.

B 33–B 36

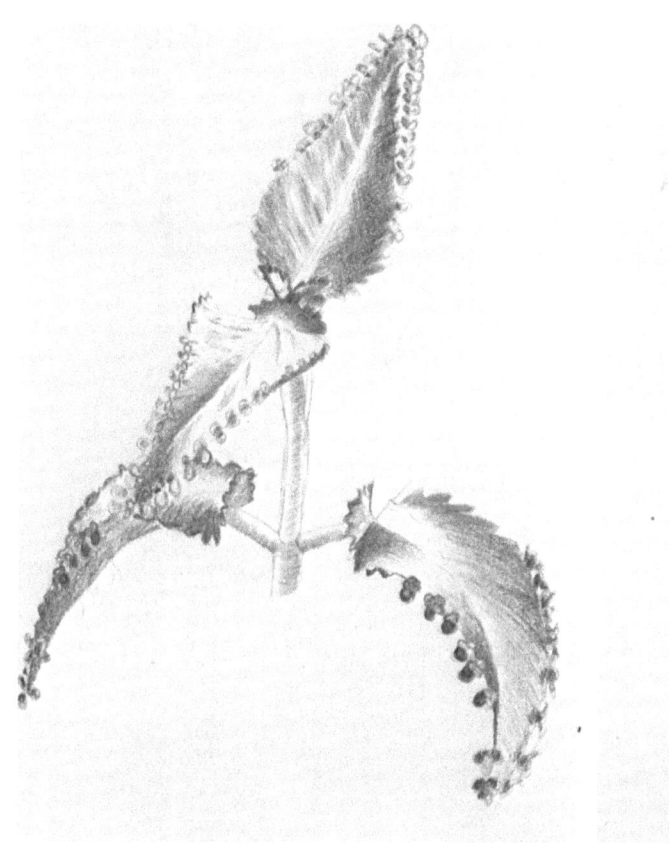
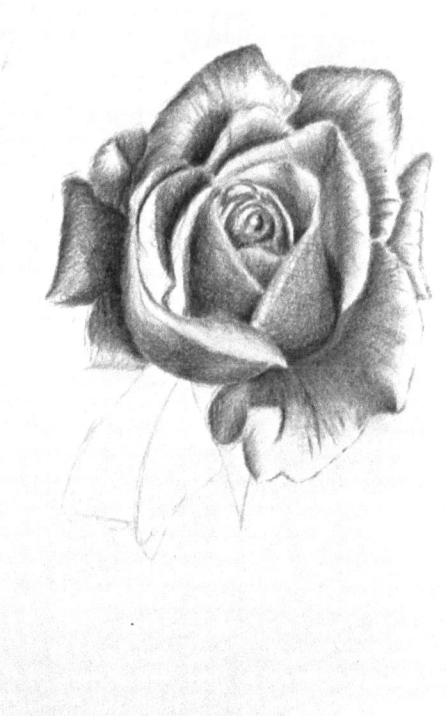
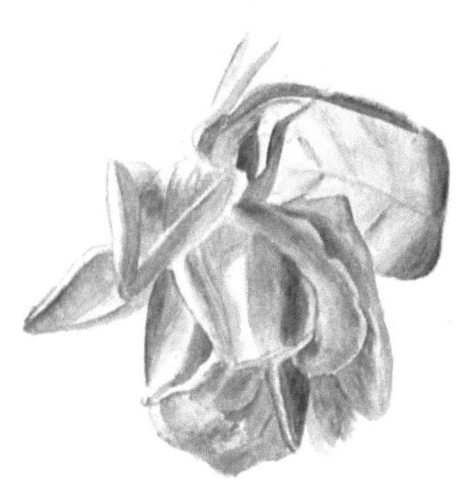
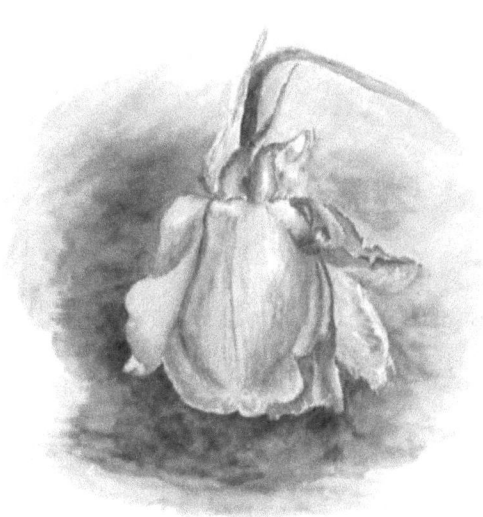

CONNY

- bei Therapiebeginn 17 Jahre alt
- zunächst ambulante, dann stationäre und wieder ambulante Betreuung
- keine medikamentöse Behandlung
- reine bildnerische Therapie

Persönlichkeits-skizze

Conny hatte, als sie die Maltherapie begann, 3 schwere Selbstmordversuche hinter sich, die Gründe dafür waren äußerst vielschichtig und führten weit in die Vergangenheit zurück, so daß es sich um ein sehr schwer faßbares und entsprechend ernstes Krankheitsbild handelte. In dem Gymnasium, das sie als (ehemals sehr gute) Oberschülerin besuchte, hatte sie intensiven Kontakt zu Rauschgift und Alkohol konsumierenden Kreisen, der sich verstärkend auf die bereits vorhandenen Probleme auswirkte. Es kam zu einem fortwährenden Abfall schulischer Leistungen, so daß sie schließlich immer stärkeren Angriffen ausgesetzt war, die ihre Situation langsam unhaltbar erscheinen ließen. Auch im Elternhaus spitzte sich der Konflikt zu; nach einer pubertären Anorexie war nun das Gegenextrem in Form einer Eßsucht eingetreten. Conny »hortete« förmlich Unmengen von Lebensmitteln, die sie »verschlang«, um sie nach kurzer Zeit wieder zu erbrechen. Dieses Verhalten führte zu extremen Schwierigkeiten innerhalb der Familie; sowohl die Eltern als auch die beiden Geschwister fühlten sich Connys zwanghaftem Verhalten nicht gewachsen. Hinzu kam die Tatsache, daß Conny sich im Laufe der Jahre ein Höchstmaß an schauspielerischer Perfektion angeeignet hatte; ihr eigentliches Wesen wurde dadurch völlig unzugänglich. Die Mutter war hoffnungslos verzweifelt, konnte es nicht fassen, warum ihre Tochter – neben zwei »unauffälligen« Kindern – zu einem solchen Problemfall geworden war. Conny hatte sich schon als Kind geweigert, die ihr unangenehmen Familienstrukturen zu akzeptieren und schon zu jener Zeit ihr überrumpelnd-charmantes Wesen entwickelt, das sie auch zur Lüge tendieren ließ. Die Familie ihrerseits war bemüht, die Probleme nach außen hin zu verstecken, und versuchte, Conny durch das »Vorbild der Geschwister« zu beeinflussen. Conny hingegen lernte, sich mehr und mehr ihrer Maske zu bedienen, so daß es ihr zuweilen – und später immer öfter – gelang, sogar sich selbst ein Schnippchen zu schlagen.

Weitere, die Situation erschwerende Rahmenbedingungen waren im Laufe der Zeit durch mehrere Anzeigen entstanden, die Lebensmitteldiebstähle betrafen. Dem Vater gelang es jedoch, den Hauptteil der Anzeigen unter Hinweis auf den »Krankheitszustand« der Tochter und durch

Vorlage entsprechender medizinisch-psychologischer Atteste abzufangen. Nachdem Conny sich der ärztlichen und psychologischen Betreuung entzogen hatte, entschloß man sich zur Kunsttherapie.
Conny zeigte nach außen hin ein ausgeprägtes soziales Verhalten, vor allem Freunden gegenüber. Da sie keine Kontaktschwierigkeiten hatte, war sie eigentlich immer »auf Achse«, ständig für alle da – wie sie selbst im Tagebuch schreibt: »seelischer Müllschlucker für andere«. Innerlich jedoch haßte sie ihre eigene Situation und ihr einseitiges Verhältnis zu Freunden und Mitmenschen überhaupt: »Irgendwie fühle ich mich um meine Gefühle bestohlen, vielleicht klau ich deshalb Fressalien, und dabei bilde ich mir ein, sie würden mich befriedigen. Aber inzwischen fördern sie nur mein Kotzgefühl und wenn ich mich dann übergebe, hoffe ich immer, alles was mir stinkt loswerden zu können, aber bisher war es doch immer nur das Materielle« (Tagebuch).
Was aus den Beschreibungen der eigenen Verhaltensweisen und des sozialen Umfelds hervorgeht, ist jenes Phänomen des »Nichtfaßbarseins«, das den Kern bildet für die Beurteilung der Wirksamkeit der Maltherapie und dessen verbale Beschreibung ein schwieriges, aber unumgängliches Unterfangen ist. Connys Krankheit glich einem Verwirrspiel, bestand in einer temporären geistig-seelischen Labilität, die die Geschehnisse in ihr und um sie herum verwässerte, ihrer Persönlichkeit die klaren Konturen raubte, die Grenzen zwischen Sein und Nichtsein, Wollen und Nichtwollen verwischte. In dieser Situation war das »Wesen Conny« nicht mehr faßbar, seine Selbstmitteilung erst recht nicht mehr möglich, da die eigenen Verstrickungen zu mächtig geworden waren. So entzog sich der gesamte Mensch den Ansatzpunkten einer zielgerichteten Therapie; jeder Heilungsversuch, der Anhaltspunkte voraussetzt, wie sie sich beispielsweise durch ein einleitendes Gespräch oder allein aus dem äußeren Eindruck des Patienten ergeben könnten, war hier zum Scheitern verurteilt. Die Vielschichtigkeit des Verhaltens der Betroffenen machte es dem Therapeuten sehr schwer bis unmöglich, sich selbst zu orientieren und damit Zugang zum pathogenen Geschehen zu finden. Hier konnte folglich nur eine Therapieform eingesetzt werden, die einem Brennglas ähnlich die gegensätzlichen, nach allen erdenklichen Seiten gestreuten Erscheinungsbilder zu sammeln und in sich zu verdichten imstande war, den »phantomartigen Vorbau« der Persönlichkeit zu durchdringen vermochte. Nur so konnten sich mit der Zeit Ansatzpunkte für den Therapeuten herauskristallisieren, die ein unbefangenes und schließlich doch zielgerichtetes Vorgehen erlaubten.
Connys Situation war auch gekennzeichnet durch rasch aufeinanderfolgende manisch-depressive Stimmungszustände, die – selbst in extremer Erscheinungsform – ebenfalls in der Therapie »verarbeitet« werden mußten.
Sowohl im Sinne des oben erwähnten »Brennglaseffekts« als auch im Hinblick auf diese manisch-depressiven Zustandsbilder konnte sich die

Maltherapie (wie sie hier beschrieben wird) als ungewöhnlich wirksam erweisen. Auf der Basis des maltherapeutischen »Sichführenlassens« der Patientin mußte es möglich werden, Persönlichkeitsstrukturen zu verdichten und einen sinnvollen Entwicklungsprozeß einzuleiten. Dieser wiederum konnte nur aus einem durch die Beschäftigung mit den klassischen Formen *menschenorientierter* Kunst hervorgerufenen *Harmonisierungsprozeß* erwachsen. Das schrittweise Hinwegnehmen der »Spitzen« seelischer Vorgänge eröffnete neue Perspektiven, vermochte die Kraft der Patientin zu sammeln und in Richtung heilender Vorgänge zu lenken.

Nie dürfen wir aber vergessen, daß dieser Prozeß, so einfach die spätere Beschreibung des praktizierten Verlaufs sich anhören mag, zunächst den Widerstand des Patienten zu überwinden hat. So versuchte auch Conny immer wieder, sich innerhalb der Therapie zu drehen und zu wenden, sich der Konfrontation mit dem eigenen Ich und der Bewältigung teilweise bewußter Schwächen zu entziehen. Sie mußte deshalb zunächst schlicht und einfach Ehrlichkeit sich selbst gegenüber erlernen, wobei ihr die gemalten Bilder wie ein sichtbarer innerer Spiegelungsvorgang eine unschätzbare Hilfestellung waren. Das »Nichtdurchschauenkönnen« ihrer eigenen Spannungsfelder fand in der Beschäftigung mit sich selbst über das Medium Malerei sichtbaren Ausdruck und im Anschluß an das »betrachtende« Arbeiten wiederum innere Resonanz, die sich durch qualifizierte therapeutische Führung verdichten und im Bildprozeß niederschlagen konnte. Nur auf diesem Weg wurde es möglich, den Dialog, den eigentlichen Heilungsprozeß als fortschreitende Bewältigung des angestauten Seelenmaterials nicht mehr abreißen zu lassen. Gleichzeitig war über das Medium Bild eine Art Rückkoppelungskontrolle möglich, da der Umgang der Patientin mit dem eigenen Inneren und seinen Kräften eine steigende Sensibilisierung erfuhr, die sie an der künstlerischen Arbeit bewußt erleben und vor allem selbst erproben konnte. So setzte sich Conny zu einem späteren Zeitpunkt bereits sehr viel bewußter mit dem Selbstmord der magersüchtigen Freundin auseinander, erfuhr in dem Vorgang wiederum eine Spiegelung der eigenen Situation. Vor allem aber wurde der Begriff »Selbstmord« auf anderer Ebene betrachtet, unter anderen Gesichtspunkten erlebt. In der Zeit nach dem Selbstmord kamen bei Conny Zweifel an dieser Form der »Lösung« von Problemen auf, denn es schien sich nichts zu verändern, mit Ausnahme der Tatsache, daß die Freundin einfach nicht mehr vorhanden war. Es blieb lediglich eine lähmende »Betroffenheit«. Conny konnte dann aber, nun schon aus einer erarbeiteten Ruhe heraus, in Verbindung mit der Maltherapie, ihre Empfindungen zu diesen Ereignissen konkretisieren, sich den Stand der Dinge ständig und sichtbar selbst vergegenwärtigen. Das eigene Rollenspiel mit dem Tod, die eigene Schwäche wurde für sie bei anderen, in anderen Vorgängen ersichtlich und festhaltbar, und damit wurde sie sich selbst durchschaubar; die »Maske« verlor zusehends an Macht und konnte sich immer weniger den Bewußtmachungsprozessen entziehen; der Bezug zum »Todeswunsch« schwand. Conny löste sich vom »Typ des potentiellen Selbstmörders«, setzte spürbar neue, vom Lebenswillen geprägte Maßstäbe. Die Gefahr der »Spitzenzeiten« war durch die Harmonisierungsvorgänge gebannt, dem inneren »Kräfteverschleiß« ein Ende bereitet, so daß sich Aufbauendes, »in die Zukunft Gerichtetes« entfalten konnte.

Beginn und Verlauf der Maltherapie

Connys erstes Bild *(C 1)* zeigt schon auf den ersten Blick einen deutlichen Unterschied zu Berts Einstieg in die Therapie. Es ist ein Bild, das selbständig, ohne Mitwirkung des Therapeuten entstand und sowohl vom Inhalt, der Beherrschung der Bildfläche als auch der Farbwahl einer massiven inneren Entladung gleichkommt.
Im Vordergrund steht die konkrete Symbolik der Krankheit: zum einen die Dampfnudel mit Unmengen Vanillesauce als Ausdruck wuchtiger, beherrschender, aufschwemmender Nahrung; zum anderen der Lebensweg mit rotem Faden, dem das Stopschild krassen Einhalt gebietet. Die weitaus erschreckendsten Bildelemente sind aber wohl in der vom eigenen Netz gefangen gehaltenen Spinne und in der Spritze (die die Dampfnudel unsichtbar vergiftet und sie damit tödlich-gefährlich macht?) zu sehen. Hier liegt ein Großteil der Angst verborgen, über die sowohl Sonne als auch bestirnter Nachthimmel hinwegtäuschen. Gerade diese letzte Beobachtung weist (einem inneren Spiegel ähnlich) Parallelen zu Connys Persönlichkeit auf: sie vermag sich über ihre hochgradige Krise hinwegzutäuschen, indem sie nach außen hin ein heiter-freundliches Wesen zeigt. Um so wichtiger ist die Rolle dieses ersten Bildes: für Conny, die unter der Masse ihrer Empfindungen zu »ersticken« droht, kann nur das großflächige, großzügige Malen hilfreich sein, das schnell die nach außen gebrachten Eindrücke aufnimmt und damit befreiend wirkt. Auch das zweite Bild *(C 2)* wird von einer Alptraumsymbolik beherrscht. Messer und Gabel sind überdimensional, dazu der aufgedunsene Bauch des – man könnte sagen »verendeten« – Menschen, in dem ein Baum verwurzelt ist. Der Bildhintergrund bleibt unkonkret, in unfestem Blau, hält gleichwohl alles in der Schwebe. Auffällig sind letztlich auch hier Elemente wie die fast makabere Beblumung und die riesige, eigentlich warme Sonne, die Gegensätze von noch nicht faßbarer Spannung ins Bildgeschehen bringen.
C 3 und *C 4* charakterisiert eine gewisse melancholische Grundstimmung, die sich bei *C 3* in der extrem ruhigen Landschaft, in der fast monochromen Farbgebung äußert; es ist eine Welt ohne Ablenkung, eine Welt, in der man sich ähnlich der ruhigen Flußströmung treiben lassen kann. Die Brücke gibt dem Gesamtbild vielleicht einen Hoffnungsschimmer, vermag aber in der Weite umgebender Landschaft kaum einen Halt zu bieten.

Die Therapie versucht in diesem unauffällig-akuten, höchst gefährdeten Stadium vor allem Zeit zu gewinnen, den Anstau innerer Konflikte abzufangen, die Patientin »über Wasser zu halten«. Alles andere bleibt zunächst eine Frage der Zeit, beispielsweise das Auflösen der Isolation, wie sie in *C 4* besonders stark zum Ausdruck kommt: »Leben auf der Insel«, Sinnbild für Abgeschiedenheit und »Auf-sich-selbst-gestellt-Sein«, letzteres aber mehr im Sinne von »Verlassensein«. Das Leben ist in eine Abgeschlossenheit eingebunden, die keine Perspektiven mehr aufzuweisen hat, die in Gleichgültigkeit – fern neuer Eindrücke – erstarrt ist.

Diese Aussage wird inhaltlich auch im folgenden Bild *(C 5)* bestätigt, eher noch verstärkt: Das Bett mit der sichtlich kranken Patientin in der unnahbaren, menschenfeindlichen Wüste, bedrohliche Schwärme dunkler Riesenvögel vor blutroter Sonne – es werden keinerlei Bezüge zu Umwelt und Mitmenschen mehr erkennbar, das Stadium der Lebensgefahr für Conny ist noch nicht überwunden.

Bild *C 6* zeigt eine erste Veränderung, ein Element, das den Rückschluß auf längeres Verweilen und auf Ansätze spielerischen Umgangs mit dem Medium erlaubt. Das Schneckenhaus ist in sich liebevoll ornamental ausgestaltet; die Vorliebe für das »Feine« wird spürbar, die Weinrebe bestätigt den auch schon in früheren Bildern sichtlichen Wunsch nach einer »netten Beigabe«.

Während der Entstehungszeit von *C 7* und *C 8* veranlaßt der Therapeut die stationäre Behandlung, da eine ambulante Therapie nicht mehr ausreichend erscheint. Wieder und wieder drückt sich in den Bildern Leere, Sterbestimmung, Haltlosigkeit, Verlorenheit aus. *C 8* könnte den Höhepunkt dieser Phase widerspiegeln.

Die Arbeit scheint sowohl inhaltlich als auch farblich im Auflösungsprozeß begriffen, die Möglichkeiten der Patientin sind am Nullpunkt angelangt. Hier *muß* nun etwas »Greifbares« eingesetzt, muß das Aquarell durch eine »materiellere«, intensivere Beschäftigung beanspruchende Technik abgelöst werden. Es gilt, Conny festzuhalten, »anzuhalten« in ihrem Auflösungsprozeß, sie wenn irgend möglich wieder an die »irdische Sichtweise« zu fesseln: deshalb der Übergang zu Wachsfarbstiften *(C 9)*.

Im Gegensatz zum Aquarell, das im Anfangsstadium, wie schon erwähnt, zur Aufnahme der angestauten Empfindungen unumgänglich war, leitet nun die minutiöse Strich-an-Strich-Arbeit das zweite, »faßbarere« Therapiestadium ein. Die Arbeit verlangt von Conny Konzentration und Durchhaltevermögen, wirkt somit dem seelischen Auflösungsprozeß entgegen. Was für Bert die Loslösung, die Verselbständigung bedeutet, kann bei Conny einen vergleichbaren Stellenwert in der Verfestigung, im Anbinden an »sich innerlich niederschlagende« und umfassende Themen einnehmen. Nach einer zweiten, in diesem Sinne vertiefenden Arbeit *(C 10)* kann die Rückkehr zum Aquarell gewagt werden. Die Thematik, die Conny wieder selbst einbringt, zeigt eine spürbare Wandlung. Die »Leere« scheint sich füllen zu wollen, und ein von der Krankheit losgelöstes Thema steht im Vordergrund: der Brunnen mit seinem Wasserspiel und der sich schon zu strukturieren beginnende Baum. Der Gedankenkreis um die Eßsucht scheint durchbrochen, es zeichnen sich neue Perspektiven ab. Auch der Gesamteindruck des Bildes ist froher, der Himmel in warmem Gelb gemalt. In *C 13* fließt zum ersten Mal bildbeherrschend, im wahrsten Sinne »wachsend«, die Aufrichtung, die Senkrechte ein (einem neuen Lebensgefühl vergleichbar?). *C 14* schließt als symbolische Darstellung neuer Empfindungen die Reihe ab. Conny beschäftigt sich mit ihrer Situation, aber nur – und das ist sehr wichtig – im erweiterten Sinne. Sie ist sich der Fesseln bewußt, bringt sie aber nicht mehr mit Untergangsstimmung in Verbindung. Sie sucht nach Möglichkeiten, allen Hemmnissen zum Trotz weiterzukommen, setzt sich aktiv ein, verliert sich nicht mehr in hoffnungsloser Gleichgültigkeit ihrem Schicksal gegenüber.

»... Das genau ist mein Problem, wenn man sich selbst nicht akzeptiert, dann verleugnet man ja irgendwo sein Inneres und möchte nicht damit zusammenleben, möchte nicht mit ihm eins sein, und deswegen fühlt man sich nicht wohl, rennt eilig nach etwas Unerreichbarem, sucht, sucht und fühlt sich nirgendwo zu Hause, ich will nach Hause, bitte...
Manchmal sprühe ich vor Energie, kann mit der Realität mithalten, kann ihr die Stirn bieten und erziele Erfolge. Warum ist es aber nicht immer so? Ich habe irgendwann diese Energie verloren, muß sie also wieder finden, muß also kämpfen und darf mich nicht von meinem gestörten Inneren entmündigen lassen...« (Tagebuch).

Die Zeit nach der Therapie

Mit den 3 letzten Bildern *(C 15–C 18)*, dem abschließenden Schritt der Therapie, war es möglich geworden, im Rahmen diffiziler Bleistiftarbeiten zur räumlichen Hell-dunkel-Umsetzung von Conny ein konkret-konstruktives Arbeiten zu fordern. Dieser Schritt, diese neue Möglichkeit ist eigentlich bezeichnend, ist der Schlüssel zur Folgezeit. Conny kehrte nicht mehr in die Familie zurück. Sie absolvierte ihr Abitur in einem entfernten Internat, das hohe Anforderungen stellte und wo sie zu den besten Schülerinnen zählte. Danach nahm sie ein Romanistikstudium auf. Ihr äußeres Erscheinungsbild hat sich von extremster Vernachlässigung zu dem einer selbstbewußten jungen Dame gewandelt. Die infantile Phase ist überwunden, und Conny ist in der Lage, ihren eigenen Lebensweg zu erkennen und unbehelligt durch frühere Krankheitssymptome weiterzugehen. Auch im Umgang mit anderen Menschen hat sie neue Möglichkeiten gefunden und sich in ihnen bestätigt gefühlt; sie lebt weder »auf Kosten anderer« noch »ausschließlich für andere«. Conny gibt zu, daß sie hin und wieder Schwierigkeiten hat, aber aufgrund eines nunmehr gesunden Selbstvertrauens und der Wachheit gegenüber gegenwärtigen und zukünftigen Belangen Krisenmomente selbständig bewältigen kann – mehr noch, sie als positiven Fingerzeig auf »nicht Abgeschlossenes« beachten und mit ihnen umzugehen weiß.

Als weiteres Verarbeitungs- und Einfühlungsmoment in die eigene, durchlebte Krankheit tritt die »scheinbar plötzliche« problematische Entwicklung der Schwester hinzu. Hier beginnt für Conny ein nochmaliger Durchgang der eigenen Konfliktentwicklung auf anderer Ebene. Vom Standpunkt der Beobachtenden wird es möglich, das Phänomen der Krankheit als Außenstehende und dennoch Nahverbundene einzusehen. Das Miterleben dieses Vorgangs festigt Conny in ihrem eigenen, neu eingeschlagenen Weg.

Die ersten 8 Arbeiten entstehen spontan als eine ungeheure Ballung angesammelter Probleme, die Conny erst einmal »loswerden« muß. Die Bildinhalte sind fast ausschließlich symbolischer Natur – so die Dampfnudel mit Vanillesauce und Spritze als Zeichen der Eßsucht, das Stopschild, die Spinne im Netz oder die Straße mit dem roten (Lebens-)Faden. *C 1*

Auch hier bestimmt die Symbolik das Bildgeschehen. Der Horizont zeigt pfeil- oder trichterartig auf eine liegende Frau, die sowohl die Form eines Löffels als auch die eines Schlüssels »enthält«. Aus dem aufgedunsenen Körper wurzelt ein Baum, Zeichen der Vergänglichkeit. Messer und Gabel neigen sich, verbunden mit Vogelkrallen und Schlange, drohend auf den wehrlosen Körper zu. Blutrot steht die Sonne im Gegensatz zur kalten Ausstrahlung des blauen Bildvordergrundes. *C 2*

Die Brücke zwischen 2 Welten – ein Ausdruck der Hoffnung? Dem Bild liegt eine seltsame, dunkle Ruhe zugrunde, der alles Leben unterworfen scheint. Die Sonne ist zurückgewichen, die Farben sind blasser geworden. *C 3*

Die Insel – ein Symbol menschlichen Bedürfnisses nach Schutz und Zurückgezogenheit, gleichzeitig aber auch der drohenden Isolation und Einsamkeit. Die Symbolsprache der Bilder nimmt ab, die Bildfläche wird leerer. *C 4*

Conny malt sich selbst in einem Krankenhausbett liegend, am Tropf hängend. Sie ist sich ihrer Situation bewußt. Die Umgebung ist zur abweisenden Wüste erstarrt, die blutrote Sonne strahlt keine (menschenfreundliche) Wärme mehr aus. Der Himmel ist verhängt von überdimensionalen, dunklen Vogelschwingen – überhaupt sind es nur noch Vögel, die sich der Kranken nähern. *C 5*

Die Schnecke, die ihr Haus, ihren Schutz, immer mit sich trägt, die Taube, die Rebe – ornamentale Elemente, die ohne tieferen Zusammenhang in die Bildflächen gesetzt wurden. Aus ihnen spricht Connys Bedürfnis nach Schönheit und liebevoll-sorgfältiger Gestaltung (Schneckenhaus!). *C 6*

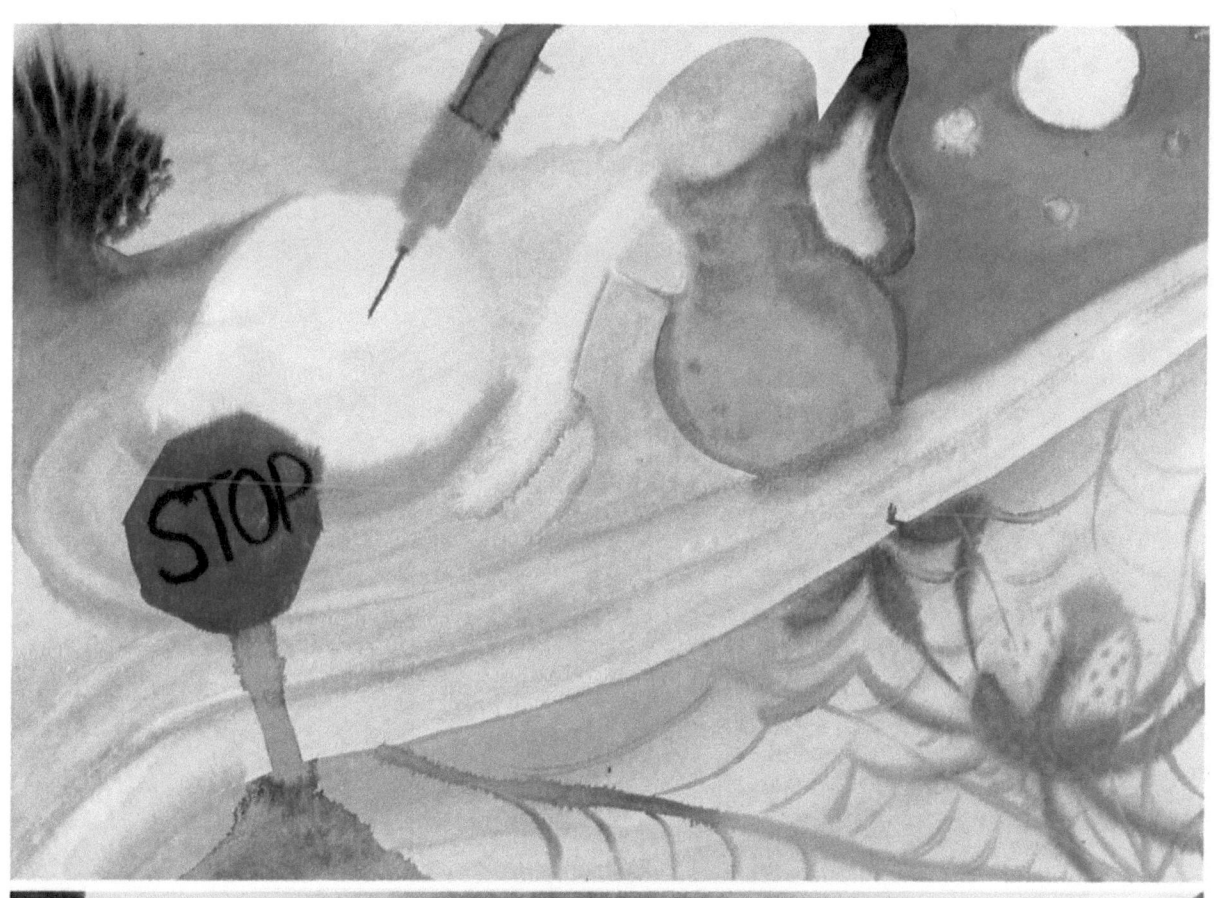
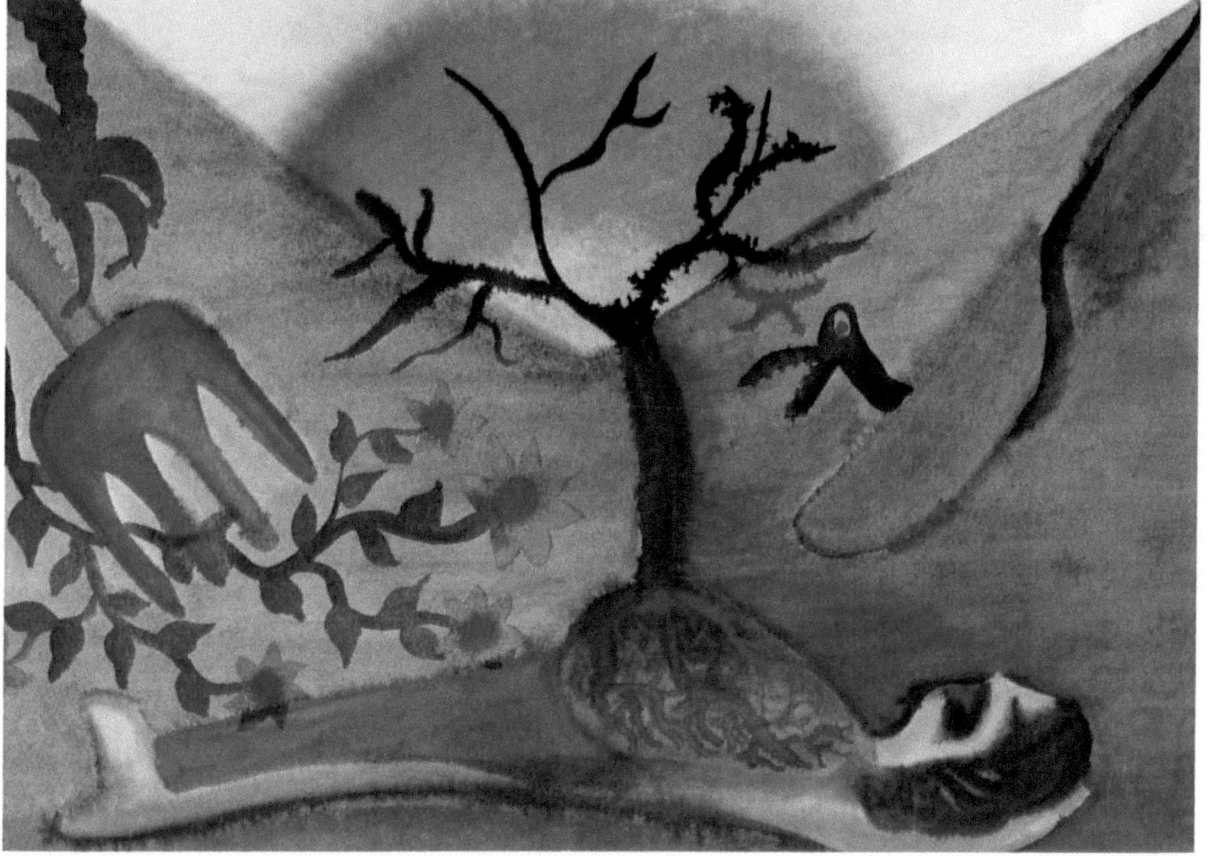

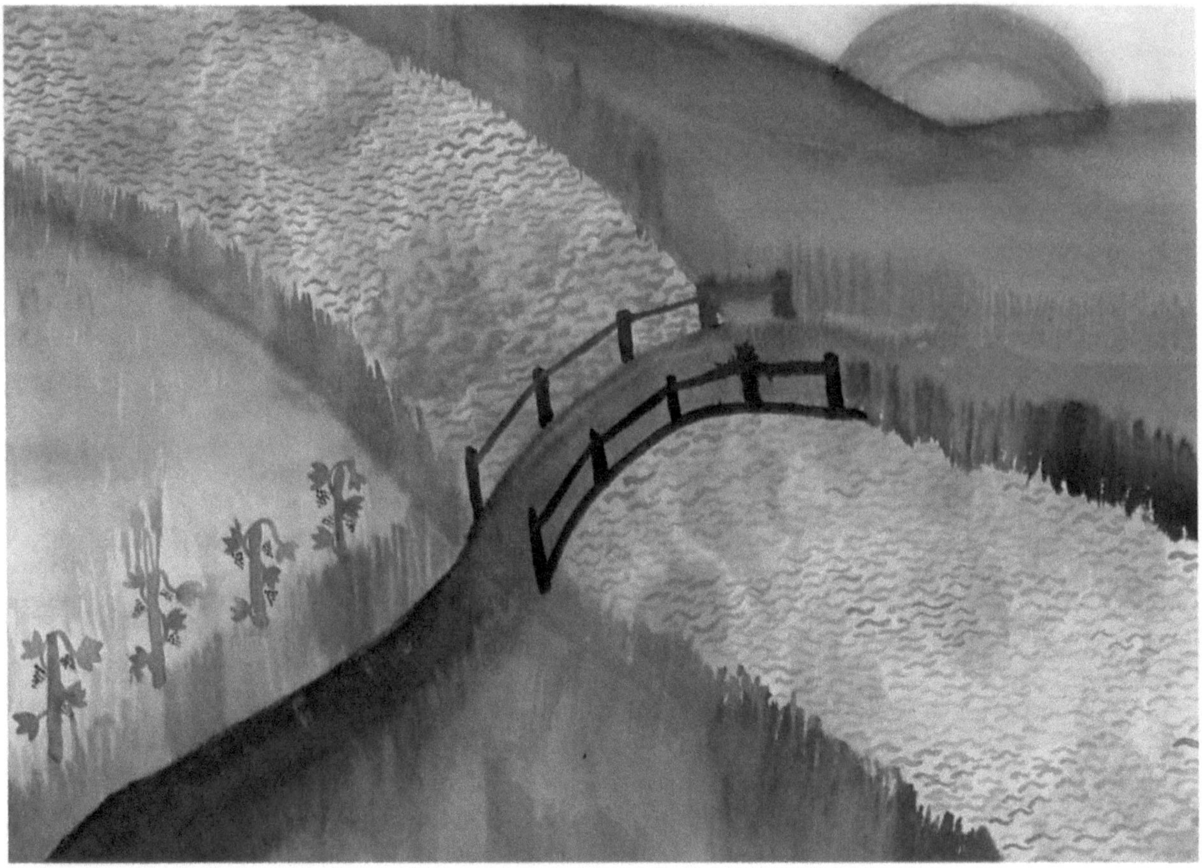

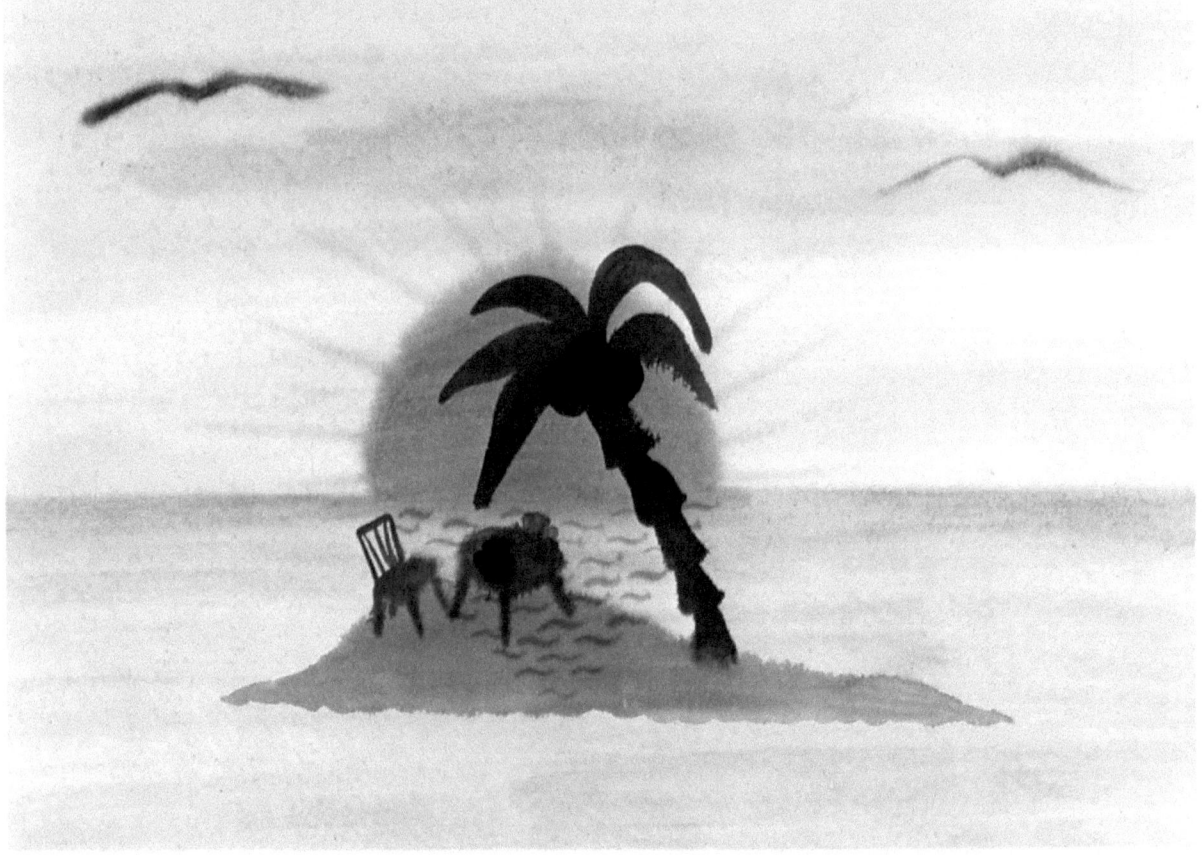

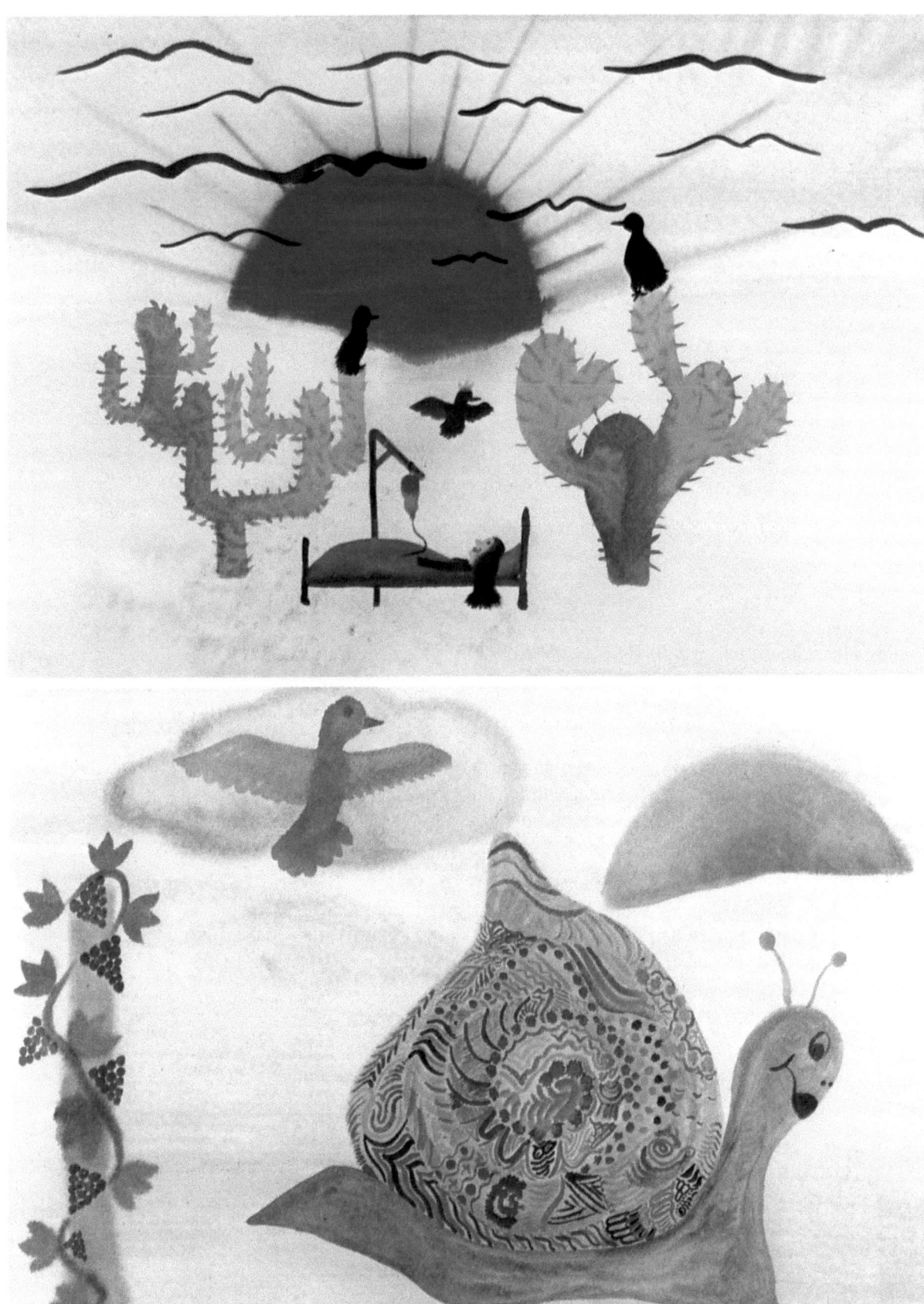

Der Bildhorizont ist tiefer geworden, die Farben insgesamt sind nun blasser, die Sonne weicht hinter Wolken zurück. In der Nähe des beschrifteten Grabsteins wachsen Tulpen in der Todesfarbe violett. Die Krise der Patientin erreicht einen Höhepunkt. *C 7*

Das Bild wirkt wie schwebend im Nichts. Baumkronen und Wolken sind gleicher Gestalt, der Horizont geht in den Himmel über. Ein extremer Auflösungsprozeß spielt sich ab. Der Therapeut muß nun eingreifen, um diese tödliche Entwicklung aufzuhalten (stationäre Aufnahme). *C 8*

Als Gegenpol zur Auflösung, als festigendes Medium, kommt der Wachsmalstift zur Anwendung. Conny muß am Bild verweilen, Ausdauer entwickeln, um die Arbeit zu Ende zu bringen. Blume und Schmetterling zeigen sich freundlich, der Himmel jedoch ist noch immer tief verhangen. *C 9*

Die Arbeit verrät sehr viel Geduld (Anlage der Blumenwiese). Die Patientin verweilt bei dem Thema, die Krankheitssymbolik steht nicht mehr im Vordergrund. Die Farben sind an diesem Tag freundlicher, wärmer. *C 10*

Der Rückgriff auf die Aquarellfarbe kann nun wieder gewagt werden. Conny nennt ihr Bild »Lebensbrunnen«, doch ist der Bildeindruck insgesamt fahl, die Farbstimmungen wirken verhangen. *C 11*

»Wuchernde Pflanze«. Conny beschäftigt sich mit konkreter Darstellung und beobachtet stärker ihre Umgebung. Das Bild wirkt im Gegensatz zu früheren auf eine positive Weise sehr ruhig; eine eher aufnahmebereite Haltung hat sich herausgebildet. *C 12*

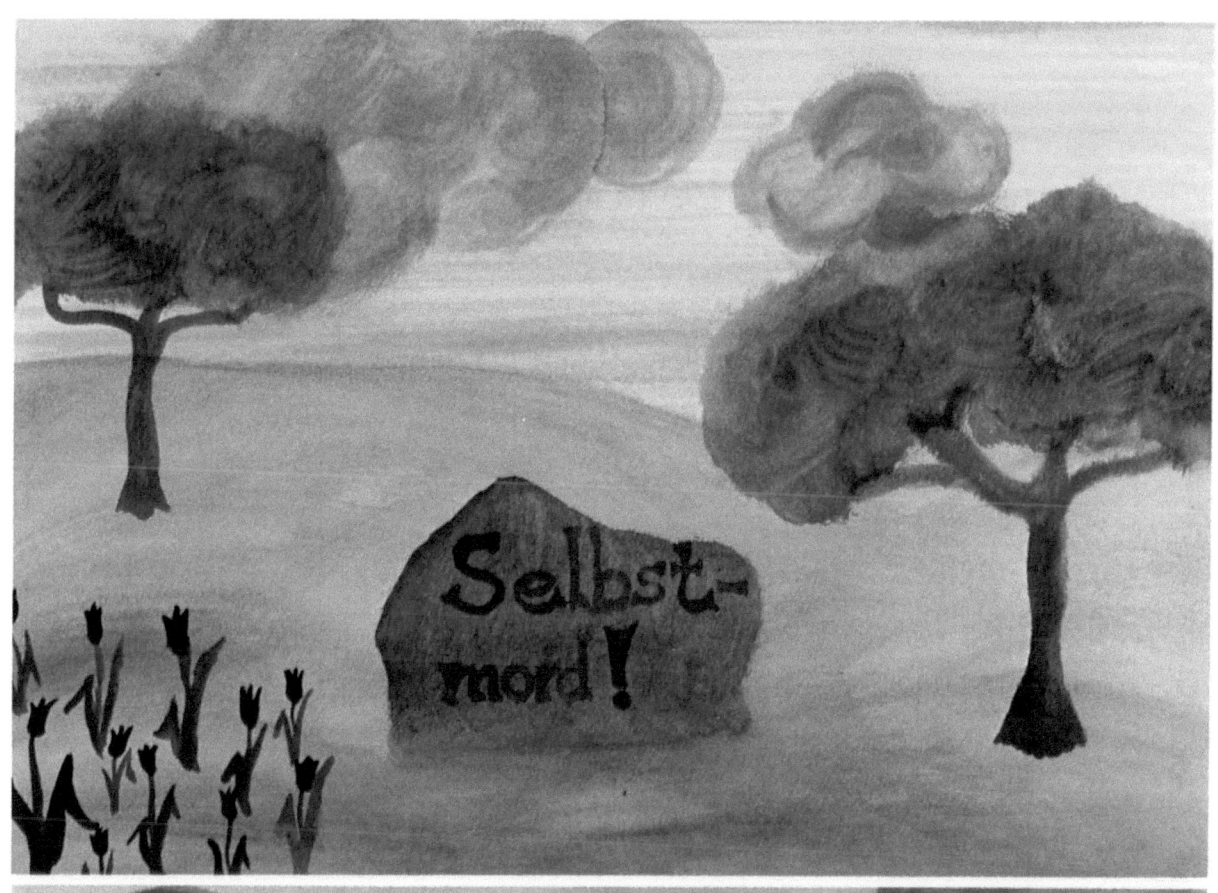
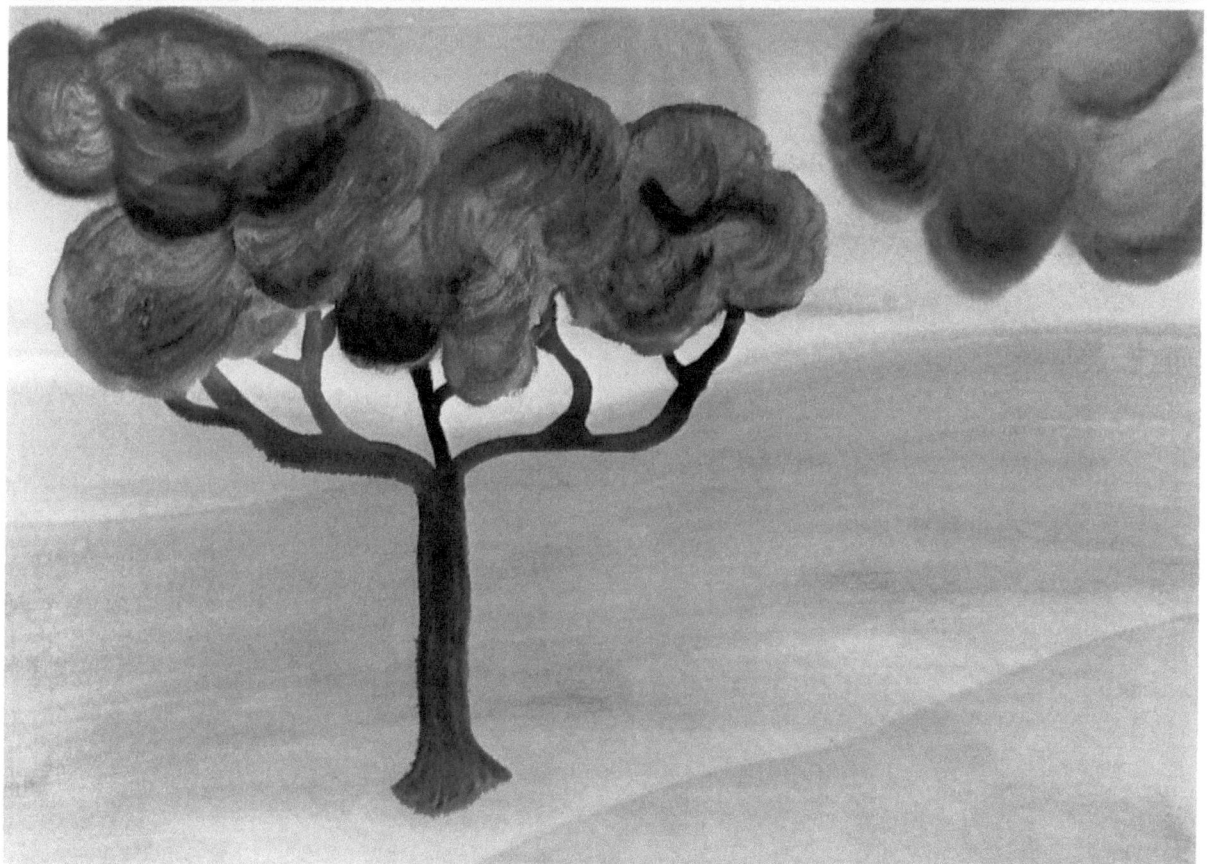

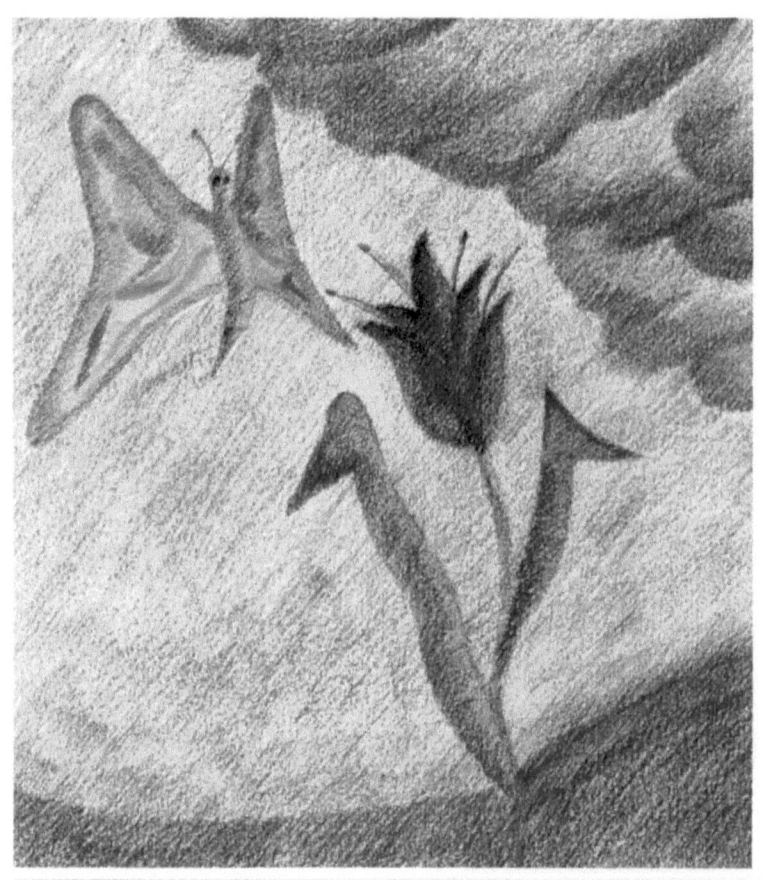
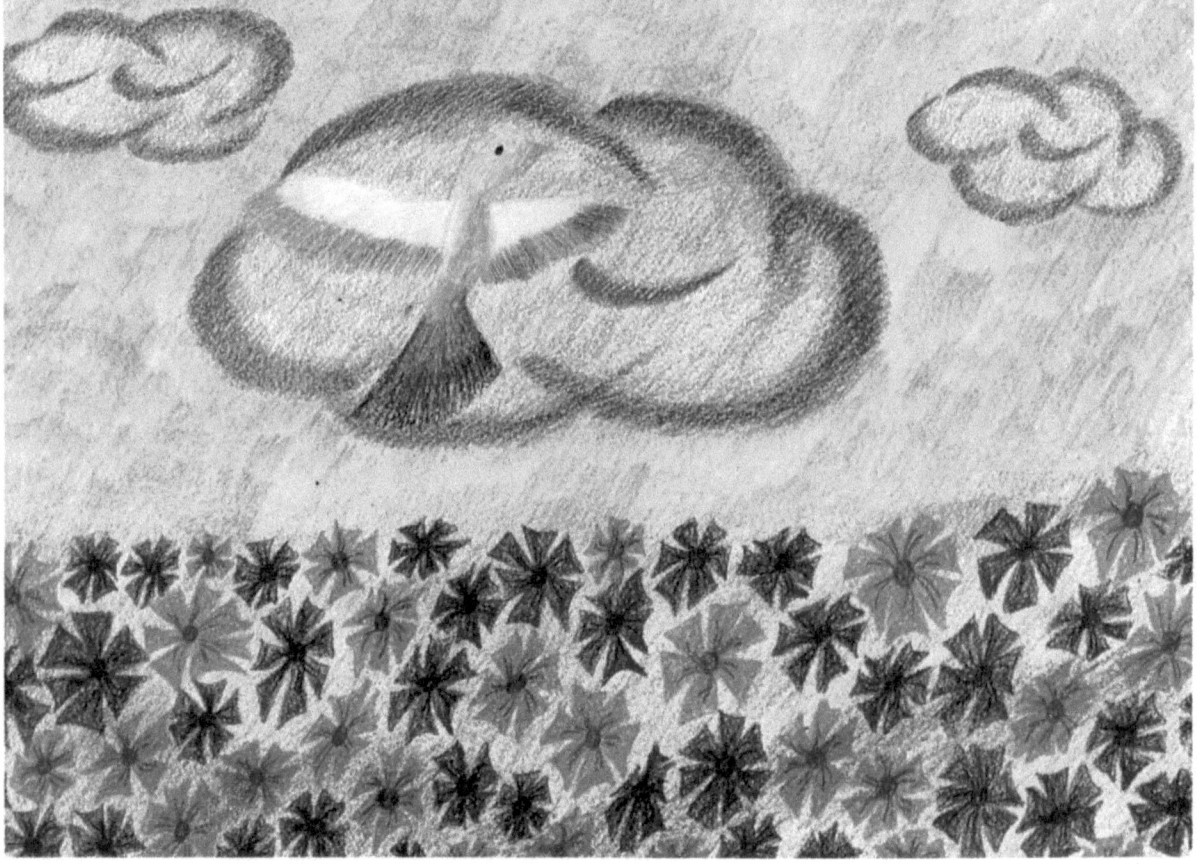

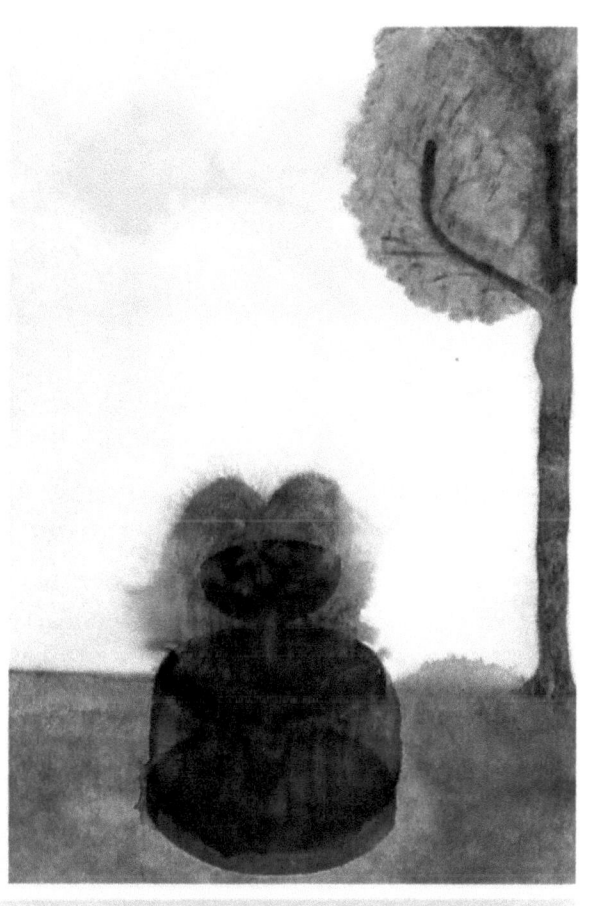
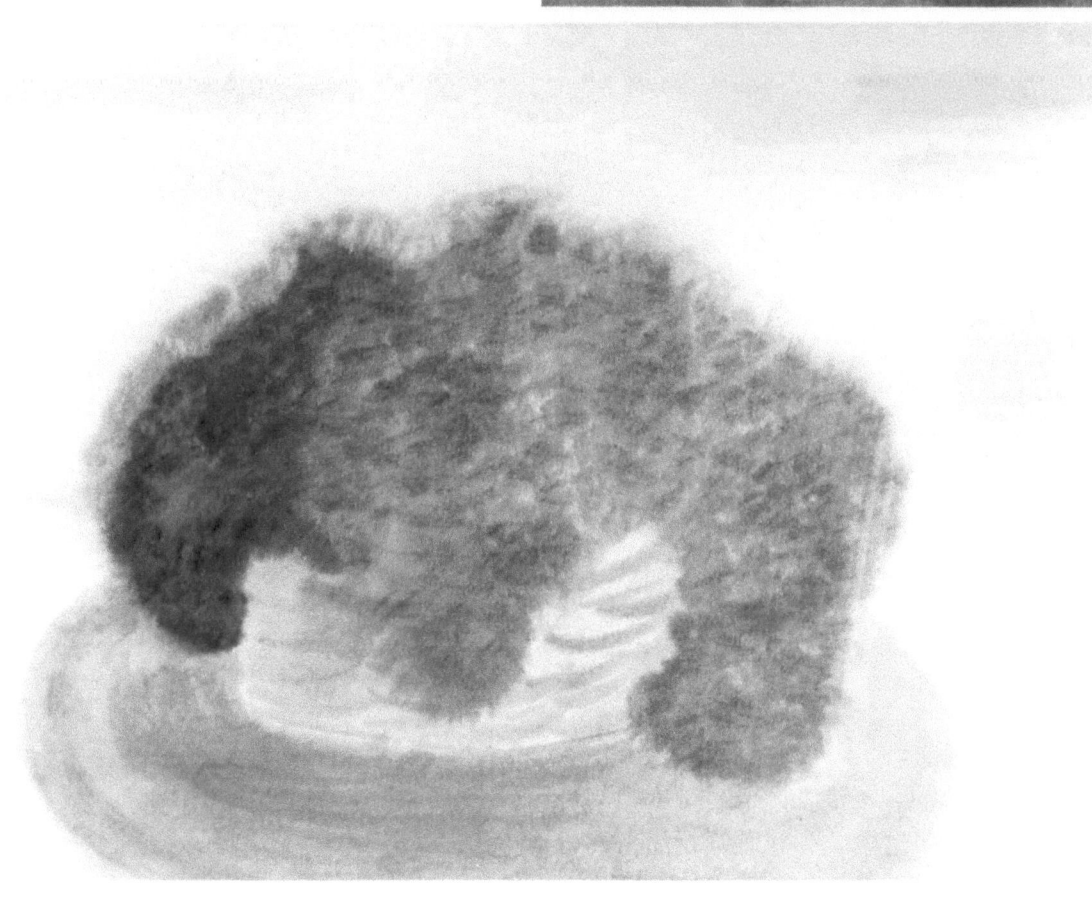

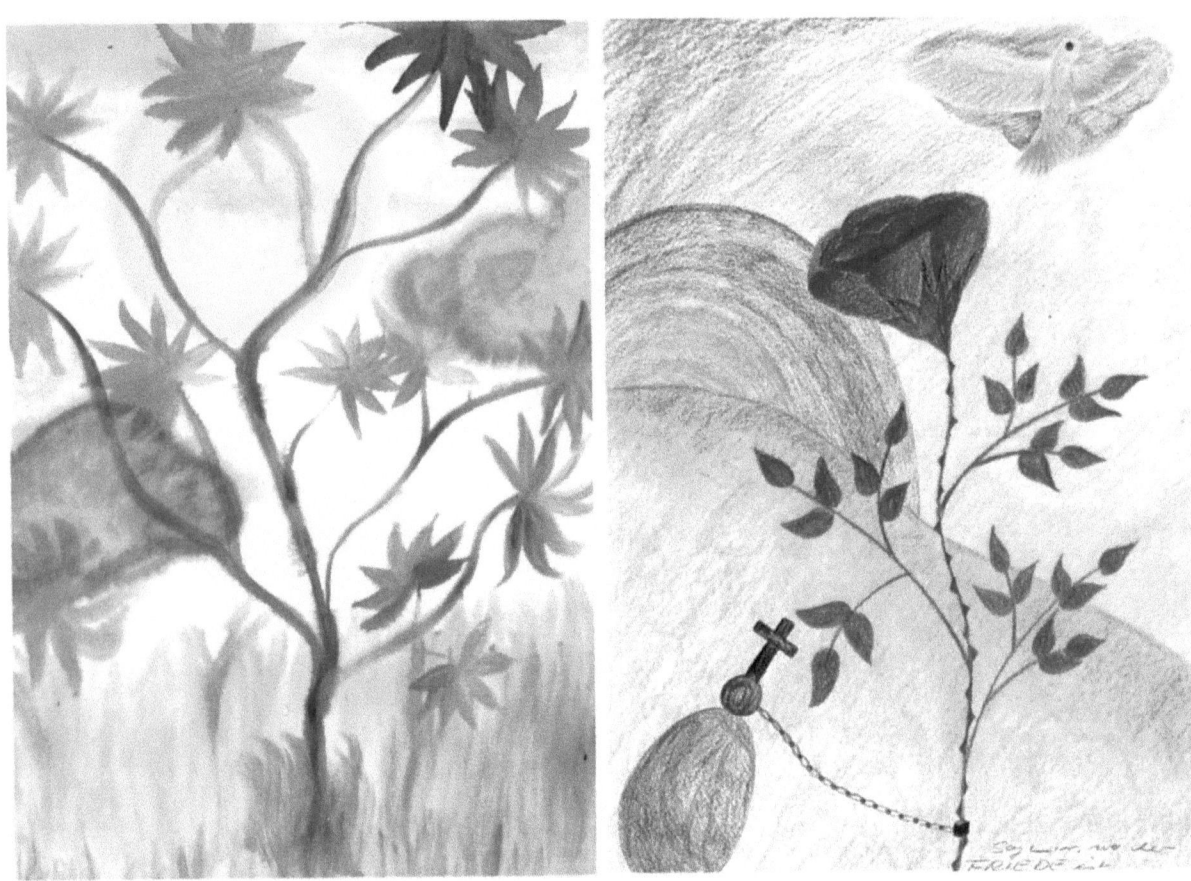

In diesem Bild ist die Senkrechte stark betont. Connys Wesen beginnt sich aufzurichten; es bereitet ihr keine Schwierigkeiten, das Bild im Hochformat zu füllen. Man meint das Wachsen der Pflanze zu spüren.

C 13

Die Rose – durch Dornen wehrhaft – blüht trotz ihrer Fesseln: Connys Einstellung hat sich im Verlauf der Therapie gewandelt. Aus der Resignation erwächst nun ein Wille, die Auseinandersetzung mit dem Leben, sprich dem Alltag, zu wagen (Wachsmalstifte).

C 14

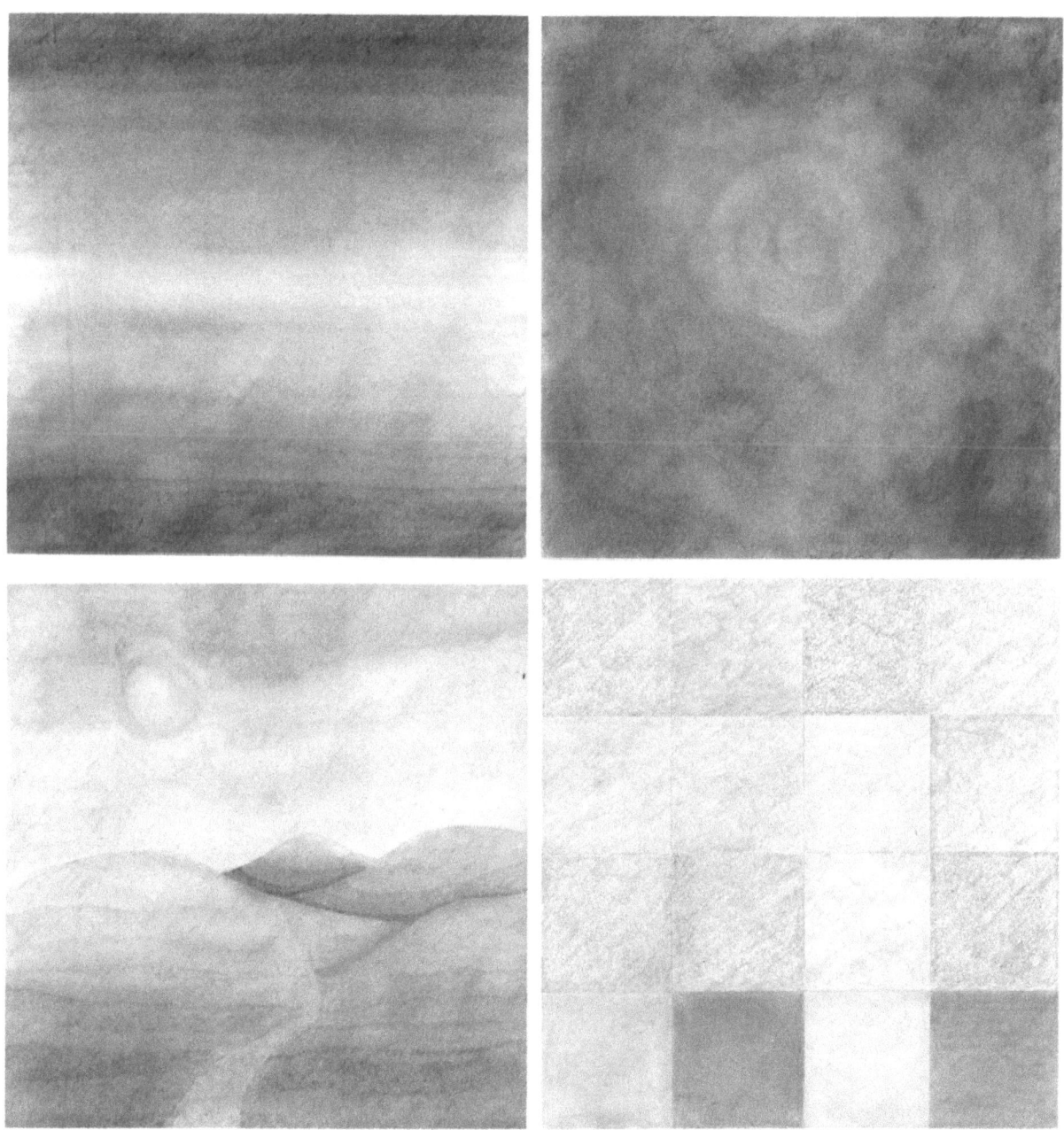

C 15–C 18   Im Anschluß an die konzentrierte Arbeit mit den Wachsmalstiften beginnt Conny nun eine Hell-dunkel-Sensibilisierung mit dem Bleistift. Ziel dieser Reihe ist es, Conny weiter zu festigen und die Beständigkeit ihrer Arbeit zu fördern. Die Aufgabe bereitet ihr aufgrund ihrer Langwierigkeit noch sehr viele Schwierigkeiten, doch sie ist schon genug gestärkt, um sich einfach »durchzubeißen«. Damit ist eine wichtige Basis zur Bewältigung ihrer Alltagsprobleme geschaffen.

DORA

- bei Therapiebeginn 15 Jahre alt
- Teamarbeit
- stationäre psychotherapeutische, medikamentöse Behandlung
- sozialtherapeutische und -pädagogische Einzel- und Gruppenarbeit
- bildnerische Therapie

Persönlichkeits-skizze

Dora wurde als hochakuter Fall in das Therapieteam aufgenommen. Sowohl schwerste neuropathologische als auch psychotische Faktoren bestimmten das (in diesem Stadium lebensbedrohliche) Krankheitsgeschehen. Auch hier erwies es sich als sehr schwierig, die Ursachen einzukreisen. Beim Abtasten des Umfelds ergaben sich äußerst belastende Familienverhältnisse. Der Vater war Alkoholiker, die Mutter an Krebs verstorben, ihr Freund ebenfalls auf tragische Weise ums Leben gekommen. Dora besuchte die Sonderschule, hatte zu diesem Zeitpunkt ihr Lernvermögen aber bereits verloren. Mit zunehmender Krankheitsverdichtung, die von Wahnvorstellungen, Ängsten und psychotischen Wahrnehmungen begleitet war, trat ein starker, körperlicher Verfall ein, der sich zunächst in extremer Abmagerung äußerte. Dabei handelte es sich weniger um eine Anorexie im eigentlichen Sinn, sondern vielmehr um ein Mischphänomen, dem u. a. auch die Überforderung im Haushalt des Vaters zugrunde lag.

Der Körper war bereits so stark geschwächt, daß Sitzen, Gehen oder Stehen nicht mehr möglich waren. Der Allgemeinzustand war zunehmend durch Starre gekennzeichnet, ein Stupor nicht mehr auszuschließen.

Doras Fallbeispiel verdeutlicht, wie wir noch sehen werden, den oftmals besonderen Wert der »Teamarbeit« (hier: Zusammenschluß medizinischer, heilpädagogischer und kunsttherapeutischer Fachleute), die Notwendigkeit der gegenseitigen Unterstützung und die sich daraus ergebenden Genesungschancen.

Verlauf der Maltherapie

Dora kann ihr erstes Bild *(D 1)* nur mit Hilfe des Therapeuten beginnen. Er steht hinter ihr, stützt sie, führt die Hand mit dem Pinsel. Es ist eine Schwerstarbeit, die den geschwächten Körper der Patientin bis an seine Grenzen beansprucht. Dora zeigt nach außen hin keine Reaktion, spricht nicht, kann sich kaum mehr bewegen, eine Situation also, die keine anderen Therapieformen mehr ermöglicht. Es kann auch keine Diskussion um die Zielsetzung der Therapie geben, denn es ist allzu offensichtlich, daß hier ein Mensch in einen tödlichen Zustand abgleitet, der nur über einen Aktivierungsvorgang abgefangen werden kann. So geht es zunächst nur darum, der Patientin die einfachsten Vorgänge des Malens zu vermitteln, ihr die Mischbewegung, das gleichmäßige Hin und Her des Pinsels, die ausholende Armbewegung spürbar zu machen, sie zu beteiligen an einem rhythmischen Vorgang, an einem *ansprechenden,* in sich organischen Prozeß. Die Farben dieses ersten Bildes legt der Therapeut in Grün- und Gelbtönen an. Grün vermittelt Ruhe, fließendes In-sich-abgerundet-Sein, dem das Gelb aber schon eine schimmernde Wärme, eine aktivierende Stimmung – Frühjahrslandschaften ähnlich – beifügt. Das Gesamtbild ist in der Horizontalen gehalten – wie schon bei Bert wird die Einebene als Urform in ihrer seltsamen Tiefenwirkung erlebbar.

D 2 spiegelt eine Zustandsverschlechterung der Patientin wider; es muß frühzeitig abgebrochen werden, das Risiko der Überforderung ist groß, die Belastbarkeit kann nicht vorsichtig genug eingeschätzt werden.

Parallel zu den maltherapeutischen Anfängen ist man auf der Krankenstation bemüht, das Allgemeinbefinden der Patientin zu stärken und langsam die sehr hohe medikamentöse Einstellung der vorangegangenen ärztlichen Behandlung abzusetzen, zumal schon geringe Dosen bei ihr ansprechen. Dem weiteren körperlichen Verfall kann man zu diesem Zeitpunkt nur über eine Zwangsernährung Einhalt gebieten.

Auch bei *D 3* kann Dora, trotz (Hand)führung durch den Therapeuten, nur kurze Zeit durchhalten. Erst mit *D 4* beginnt sie, allein zu arbeiten, ohne die »Allgegenwart« des Therapeuten – ein deutliches Zeichen für die allmähliche Besserung ihres Zustands.

Noch entspricht ihr Verhalten einer traumhaften Wahrnehmung der Vorgänge um sie herum, noch führt sie die einfachen »Urgesten« des Kreisens nur unter Stöhnen und Speichelfluß, unter höchster Anstrengung aus. Dennoch, das zunächst Wichtigste scheint erreicht: ein Wille wird erkennbar, ein Versuch aus ihr selbst heraus, sich einem Vorgang »anzubinden«, sich aus der Erstarrung des Dahinvegetierens zu lösen, gleichsam ansprechbar zu werden. Immer wieder teilt sie sich nun sprachlich mit (»Ich kann nicht mehr«), erfährt die Unterstützung des Therapeuten und kann ihre Arbeit zu Ende bringen – ein erstes Erfolgserlebnis auf einer langen Durststrecke.

Die Malstunden können nun in kürzeren Abständen angesetzt werden, sogar an aufeinanderfolgenden Tagen, den jeweiligen Erfordernissen und Möglichkeiten angepaßt.

Bild *D 5* baut auf den Erfahrungen des ersten Bildes auf, öffnet die Kreisbewegung an den Seiten, so daß sich neue Perspektiven ergeben. Der Umgang mit dem Medium wird schon jetzt freier, fast möchte man sagen »mutiger«, denn auch die Farben sind kräftiger, kontrastreicher, wirksamer im Dialog mit der Patientin. *D 6* schließt sich im Sinne der Weiterentwicklung unmittelbar an. Die Eröffnung des Kreises geht nunmehr zur Aufteilung in Ebenen über, in der subtilere Farbgestaltungen Flächenraum finden. Damit ist der Weg zu neuen Motiven bereitet, die Beanspruchung der Patientin kann Stückchen um Stückchen wachsen und positiv von ihr erwidert werden. Dora entwickelt im Verlauf der »Malarbeit« sowohl psychisches als auch physisches Durchhaltevermögen, das sich auf ihre Allgemeinsituation überträgt. Sie gewinnt spürbar Boden unter den Füßen. *D7* zeigt den ersten Versuch zu einer von ihr gewählten Thematik, in deren Mittelpunkt immer wieder das »Haus« steht, vielleicht ihr Zuhause, möglicherweise ein Symbol für Schutz, den Rückzug aus einer Welt der Ängste.

Dora hat nun schon soweit Halt gefunden *(D8),* daß langsam wieder konkrete Formen, geometrische Figuren, nachempfunden werden können. Vielleicht wäre diese Fähigkeit als eine Art erster Harmonisierungsvorgang zu bezeichnen, da eine innere Vorstellung mit der äußeren Handlung schon verknüpft werden kann; eine Idee der Patientin gestaltet sich zur objektiv-sichtbaren Wirklichkeit, wobei sich der eine oder andere Vorgang aus der Vielschichtigkeit des Inneren löst, um nunmehr für sich stehend die ganze Aufmerksamkeit zu beanspruchen. Damit beginnt die Schritt für Schritt weitergehende Auseinandersetzung mit der inneren Problematik.

Interessant an der Bilderfolge *D8–D15* ist auch die Tatsache, daß die Patientin das Thema »Haus« immer wieder aufgreift, ihren ersten Darstellungsversuch langsam weiterentwickelt und sich auf diese Weise um so mehr des eigenen Fortschritts bewußt wird. Die flächige Andeutung der Senkrechten, des Statischen verdichtet sich in *D12* – Form wird erkennbar. Auch Gegenläufiges (die Steildächer) und Erzählendes (die Bäume, das Grün zwischen den Häusern) findet sich ein. Bild *D14* bildet eine Art Höhepunkt in dieser Reihe: das Geometrische »steht«, spricht von einer gewachsenen Sicherheit im Umgang mit Form und Farbe, mit Zuordnung und Verbindung – vergleichbar einer Welt, die sich stückweise wieder zusammengesetzt, aus sich selbst heraus aufgebaut hat. Feinheiten finden nun Raum zur Entfaltung, so die Ziegeln auf dem Dach, die abgesetzten, geklärten Farben, die Reinbelassung des »weißen Hauses«, das Empfinden für Vorder- und Hintergrund, für Wettergeschehen (die Sonne!), das »Innenleben« der Fenster ... Kehren wir vergleichend zu den Anfängen zurück, so können wir verfolgen, wie sich langsam aber stetig aus der inneren Auflösung eine Festigung entwickelte, wie der tödliche Zerfall der Beziehung »innen – außen« abgefangen werden konnte. Die hochakute Phase ist somit im Abklingen begriffen.

Nun erst wird die Themenvorgabe durch den Therapeuten möglich: eine Blume, die erstaunlich sicher als Thema erfaßt und großflächig aufgenommen wird *(D16).* Blüten- und Laubblätter sind differenziert nachempfunden, harmonisch um den Blütenstengel angeordnet, die inneren Bezüge der Pflanze sind hergestellt – alles vor einem lichten Hintergrund in warmem Gelb. Es ist eine Leistung, welche Patientin und Therapeuten für das Durchhalten mehr als belohnt. Bild *D17* beschäftigt sich mit der

Lichtdurchwirkung des Hintergrundes: ein nochmaliges vertiefendes Aufgreifen des Themas. Hier bieten sich weitere Möglichkeiten, die Sensibilität der Patientin zu fördern, Neues einzubeziehen, die *Wachheit* der Beobachtungen zu fördern.

Zum abschließenden Bild *(D 18)* ist zu sagen, daß es sich um ein selbstgewähltes Sujet handelt, um die eigentlich liebevolle Darstellung eines Hundes. Es sind hier alle Einzelschritte des vorangegangenen Malprozesses in sich vereinigt; darüber hinaus findet mit der Himmel-Erde-Gestaltung eine Eröffnung der dritten Dimension statt, eine im Doppelsinn der Aussage zu verstehende »Ausweitung des Blickfeldes«, die als Zeichen heilsamer Vorgänge in der Patientin gewertet werden darf.

Das erste Bild entsteht mit Handführung durch den Therapeuten. Es ist in der – Ruhe ausstrahlenden – Waagerechten angelegt. Die Farben beschränken sich auf Gelb und Blau neben zarten Mischungen. Um das Fließen der Bewegung zu sichern, arbeitet der Therapeut naß in naß. Die Vorgehensweise berücksichtigt sehr schonend die große Schwäche der Patientin.   *D 1*

Ein neues Thema, die Blume, wird ebenfalls vom Therapeuten mitgeführt. Diesmal wählt er ein warmes Rot als aktivierende Farbe. Auch hier wird in der schnellen Naß-in-naß-Art gearbeitet, um Dora nicht zu überfordern. Dennoch muß die Arbeit frühzeitig abgebrochen werden.   *D 2*

Erneuter Themawechsel (diesmal Sonne, Haus und Baum), um der Patientin Vielfalt anzubieten, ihr Interesse zu wecken. Auch dieses Bild (mit Handführung) kann Dora noch nicht beenden.   *D 3*

Hier arbeitet Dora zum ersten Mal allein, wobei der Therapeut, Rückhalt bietend, an ihrer Seite bleibt. Das Bild entsteht aus der einfachen Bewegung des Armes im Halbkreis.   *D 4*

Dora wählt bereits stärkere Farben. Auch hier die einförmige Halbkreisbewegung, wobei aber in der unteren Bildmitte schon der Versuch einer andersartigen Gestaltung erkennbar wird.   *D 5*

Dora trägt die Farben, die noch rein belassen sind, nun flächenhaft auf; Mischungen entstehen zufällig durch Wasserlauf.   *D 6*

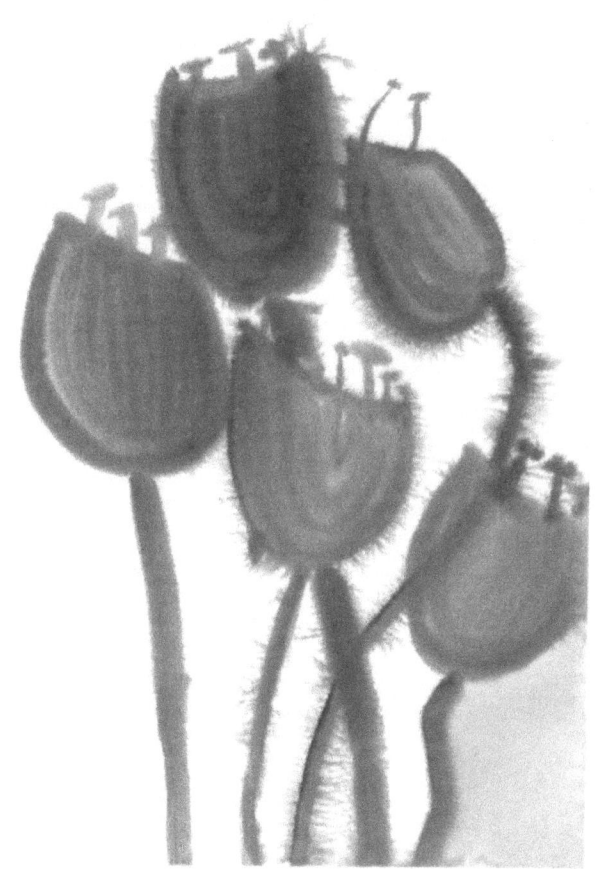

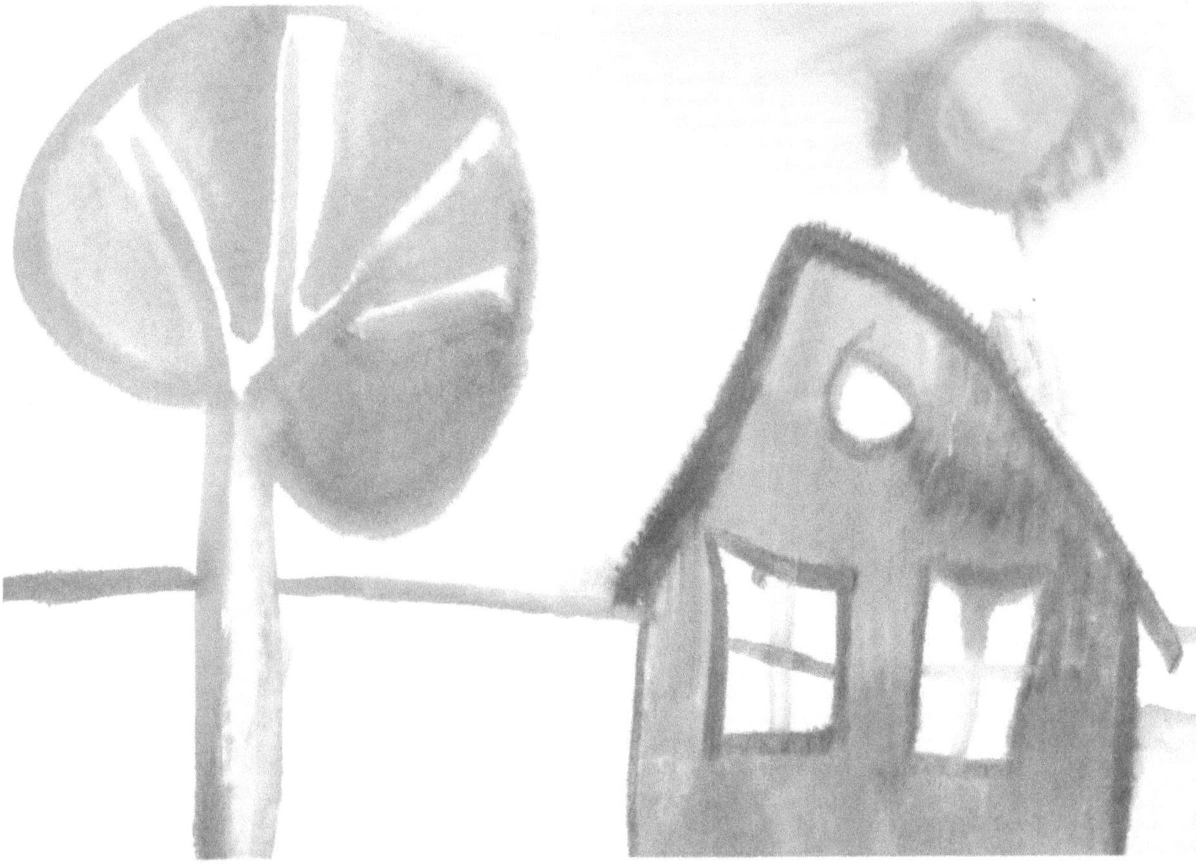

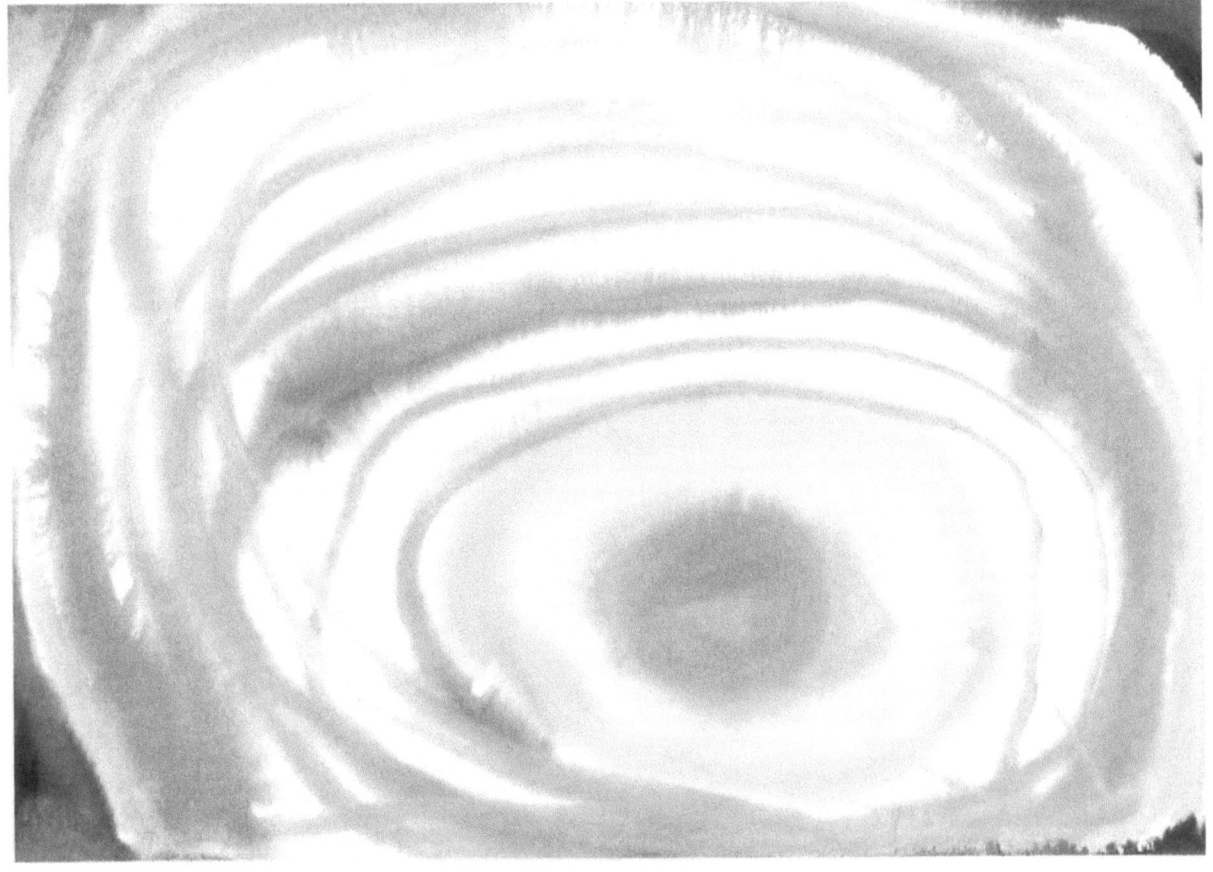

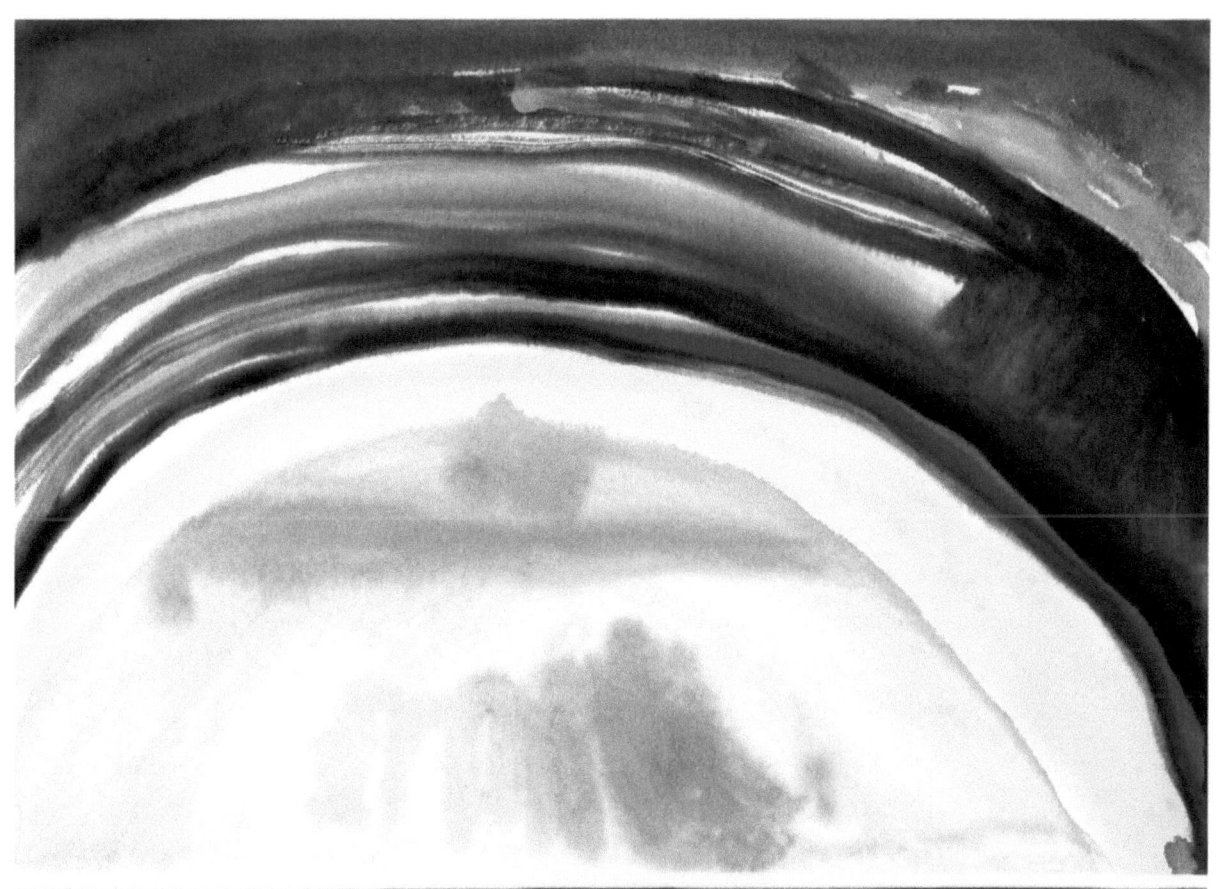
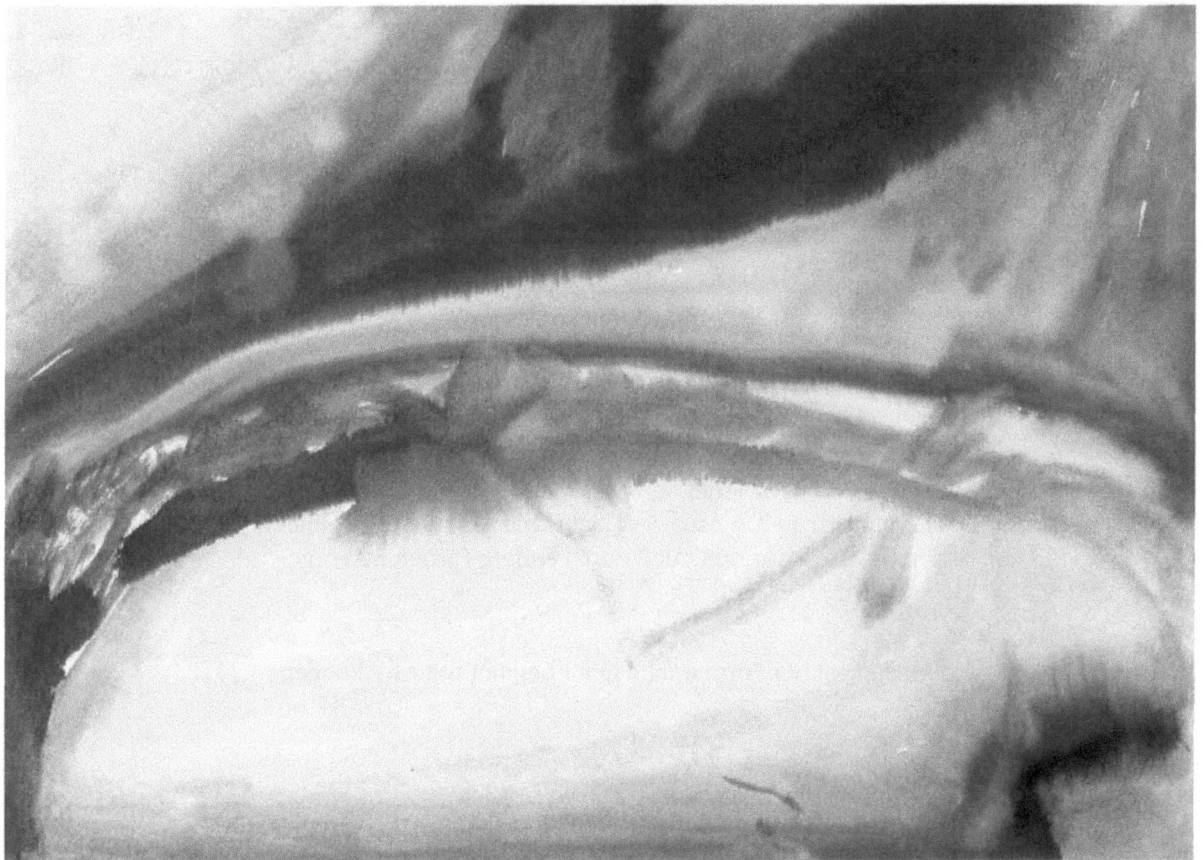

Formatwechsel; die Patientin muß nach oben arbeiten, sich in andere Dimensionen einfühlen. Sie nimmt das Motiv »Haus« wieder auf. Dabei sind Vorder- und Hintergrund deutlich unterschieden, auch die Umrisse des Hauses mit kleineren Einzelheiten (Fenster, Kamin) sind erkennbar dargestellt und durch andere Farben hervorgehoben.
D7

»Haus und Blume« sind in elementarer Form erfaßt. Dora beginnt mit Mischungen zu arbeiten (Stengelblatt).
D8

»Das Ufo«. – Deutliche Veränderungen sind in Dora vorgegangen. Sie arbeitet plötzlich aus der Phantasie heraus, ihr Vorstellungsvermögen spricht von einer inneren Wachheit und neuem Interesse an Vorgängen. Sie beginnt zu »spielen«.
D9

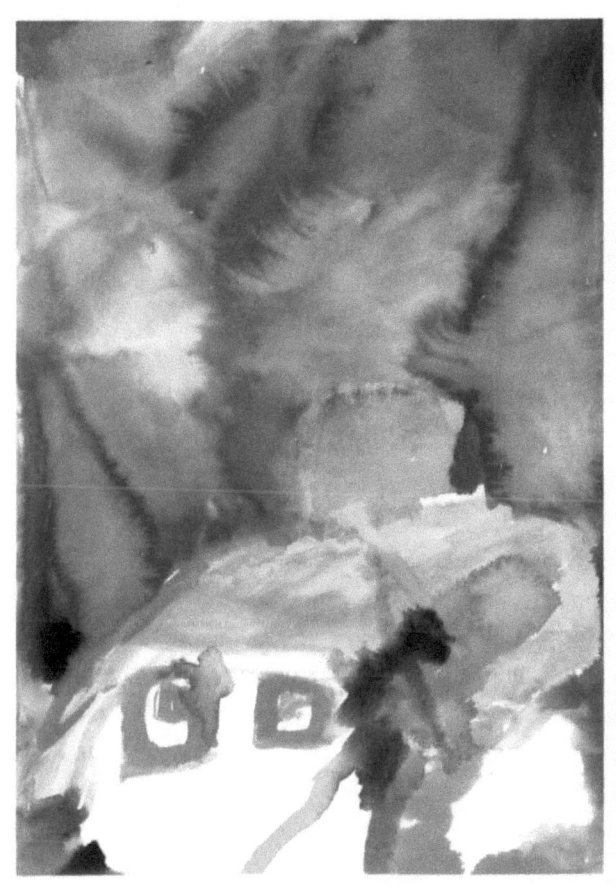
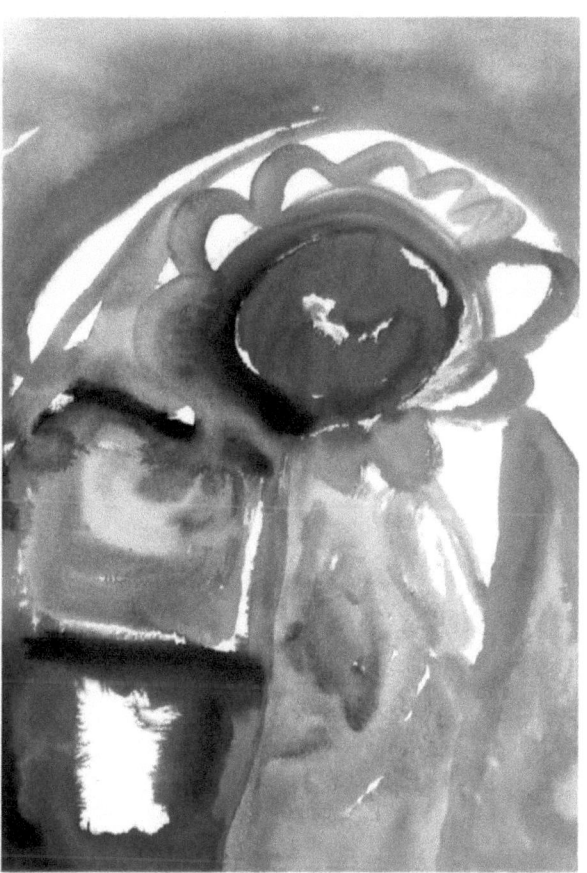
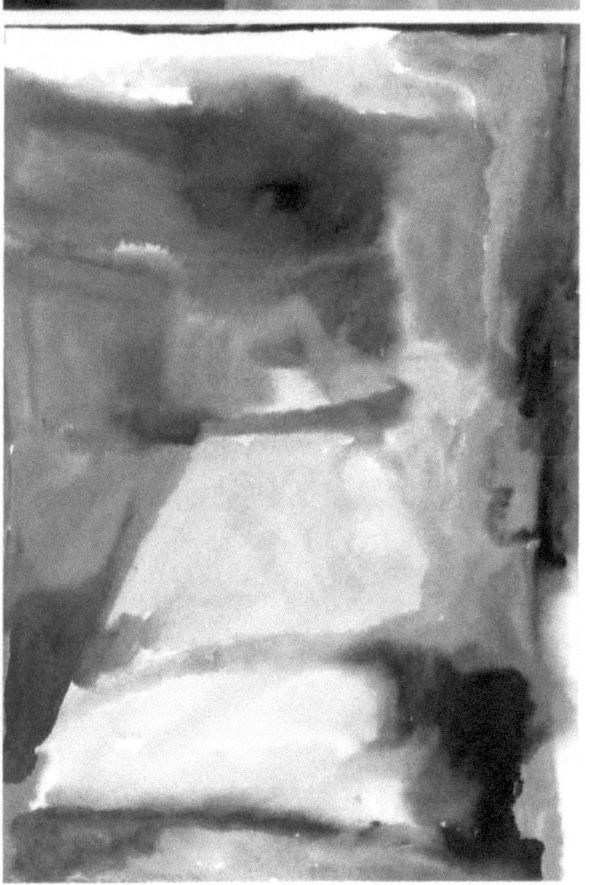

Rückkehr zum Querformat; Dora beschäftigt sich, ihren Neigungen folgend, weiterhin intensiv mit dem Thema Haus. Die Farbflächen gliedern sich auf, das Weiß des Hintergrundes wird bewußt verarbeitet. Das Gegenständliche erfährt eine Betonung, einen Halt durch die starke, dunkle Umrandung. *D 10*

Die Farben werden in sich eindeutiger, auch die Mischung ist zum Teil des Arbeitsvorgangs geworden. *D 11*

Die Ordnung der Bildelemente tritt stark in den Vordergrund des Malgeschehens. Häuser und Bäume reihen sich nebeneinander, werden differenziert gestaltet. *D 12*

Die Darstellung gewinnt an Klarheit, neue Einzelheiten kommen hinzu, die nur das Ergebnis einer Sensibilisierung und der folglich verfeinerten Beobachtung sein können. Dora hat inzwischen auch auf anderen Ebenen deutliche Fortschritte gemacht; sie hat in der Betreuergruppe Fuß gefaßt und nimmt aufgrund des verbesserten körperlichen Zustands an den sie umgebenden Vorgängen teil. Nicht zuletzt sind auch Essen und Hygiene normaler Bestandteil ihres Tagesablaufs geworden. *D 13*

Mit diesem Bild hat Dora einen Höhepunkt ihrer Arbeit erreicht. Das Haus »steht«, Symmetrie und Statik sind hinreichend beachtet. Man spürt die Festigung der Patientin. *D 14*

Das Thema »Haus« ist für Dora erschöpft. Der Therapeut bietet ihr ein neues Thema an. *D 15*

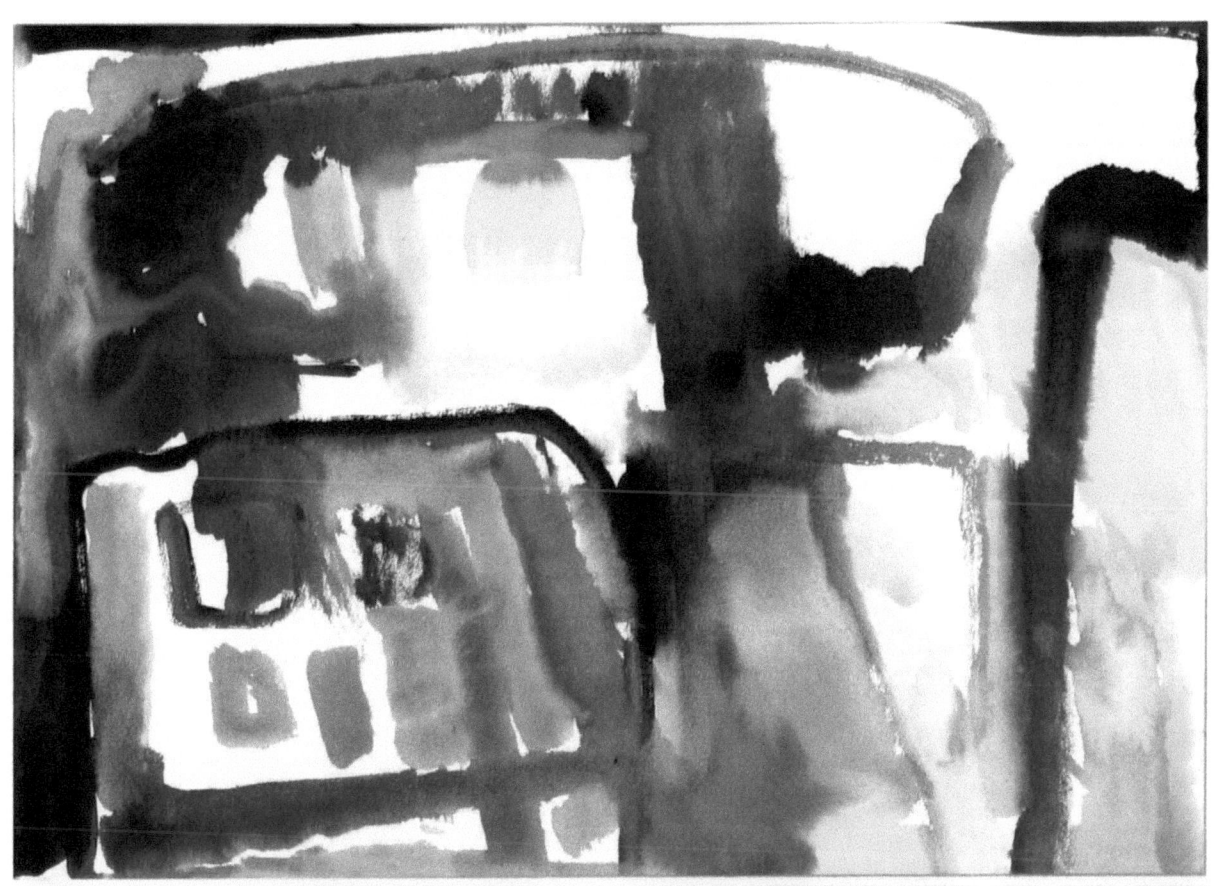
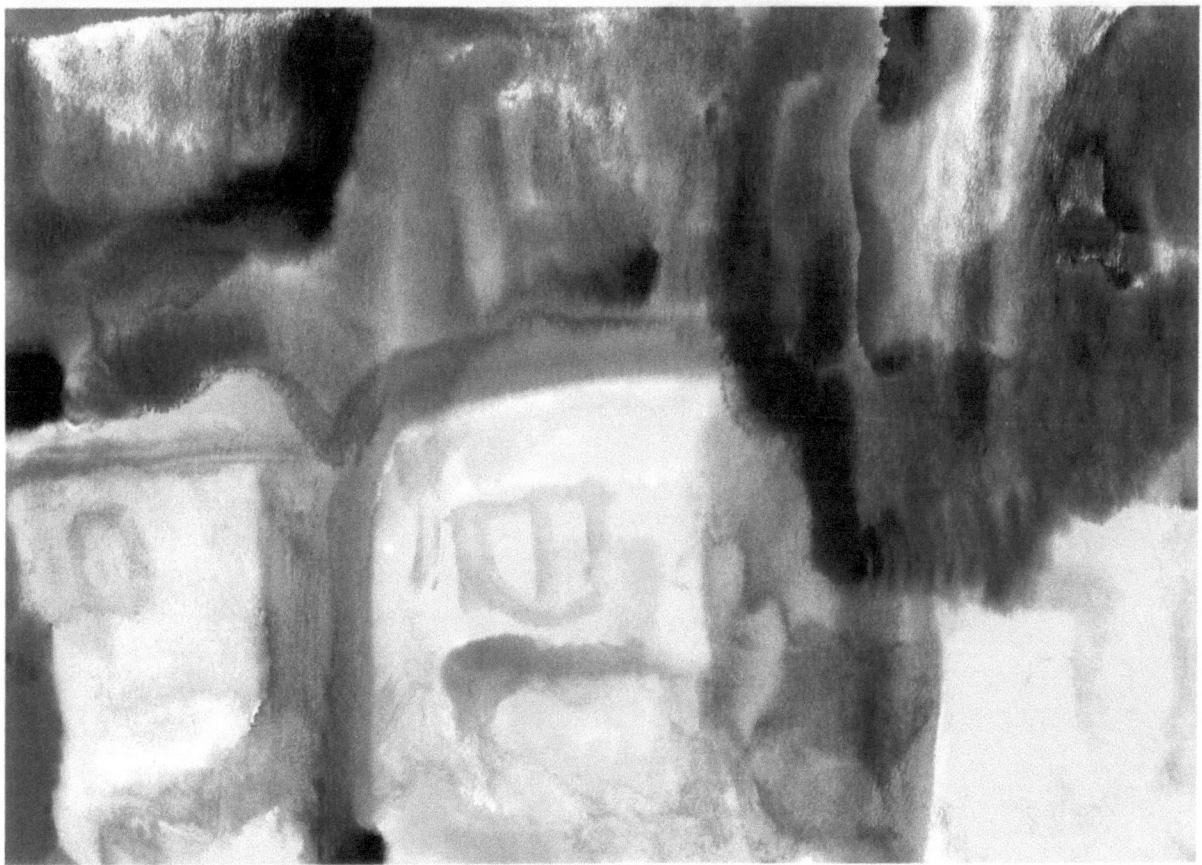

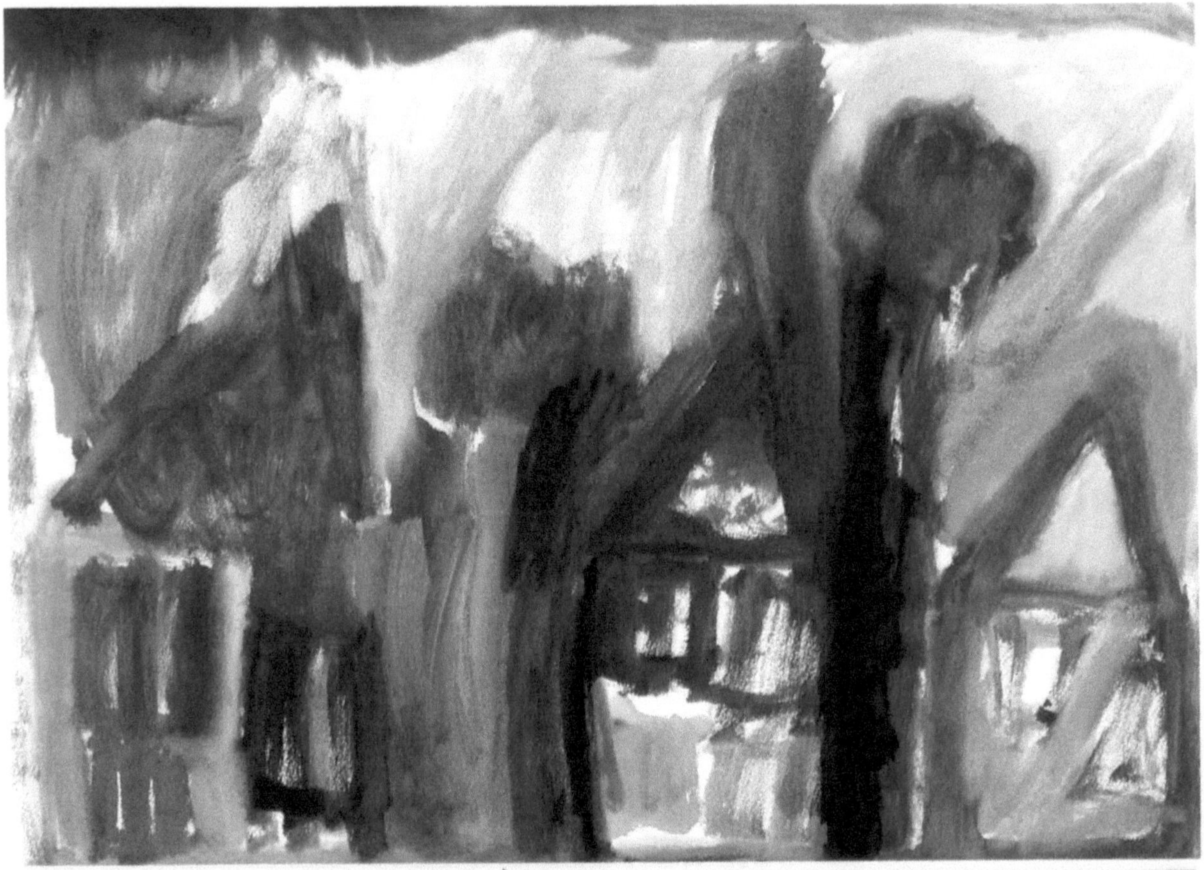

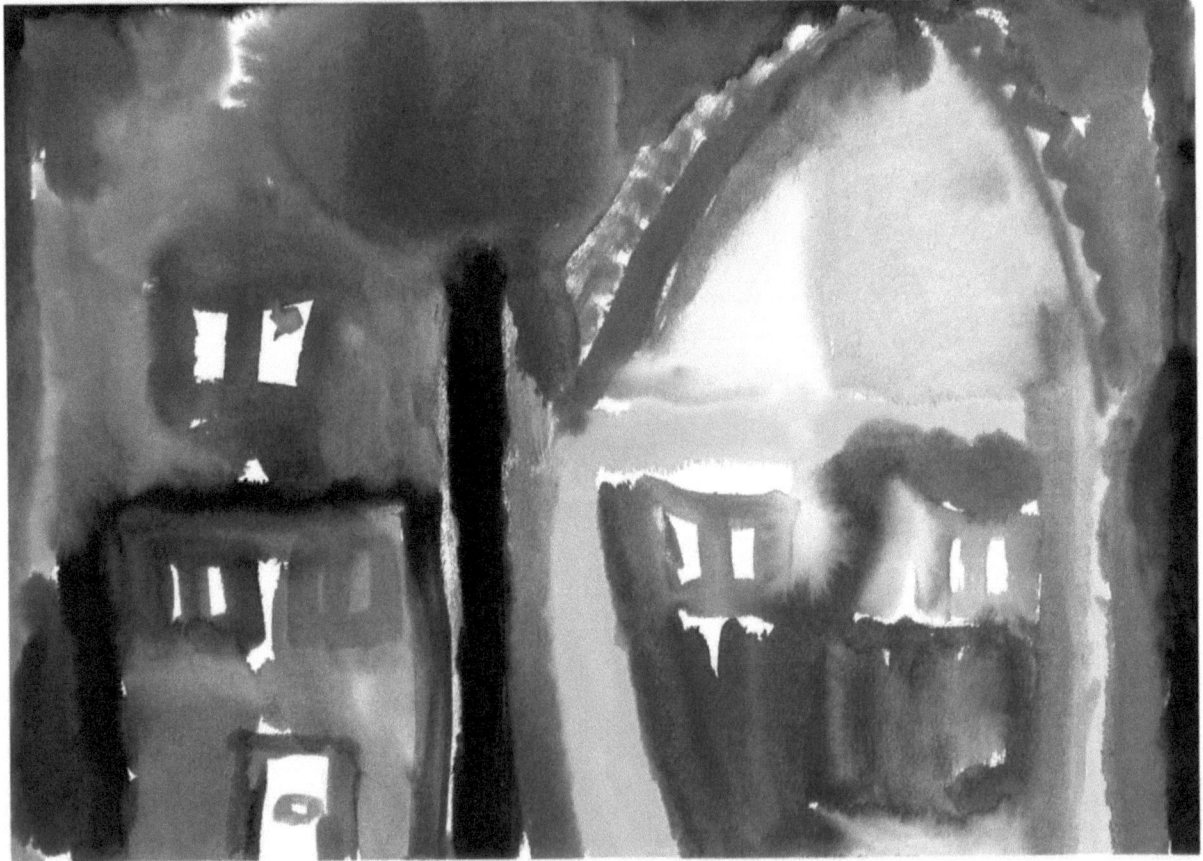

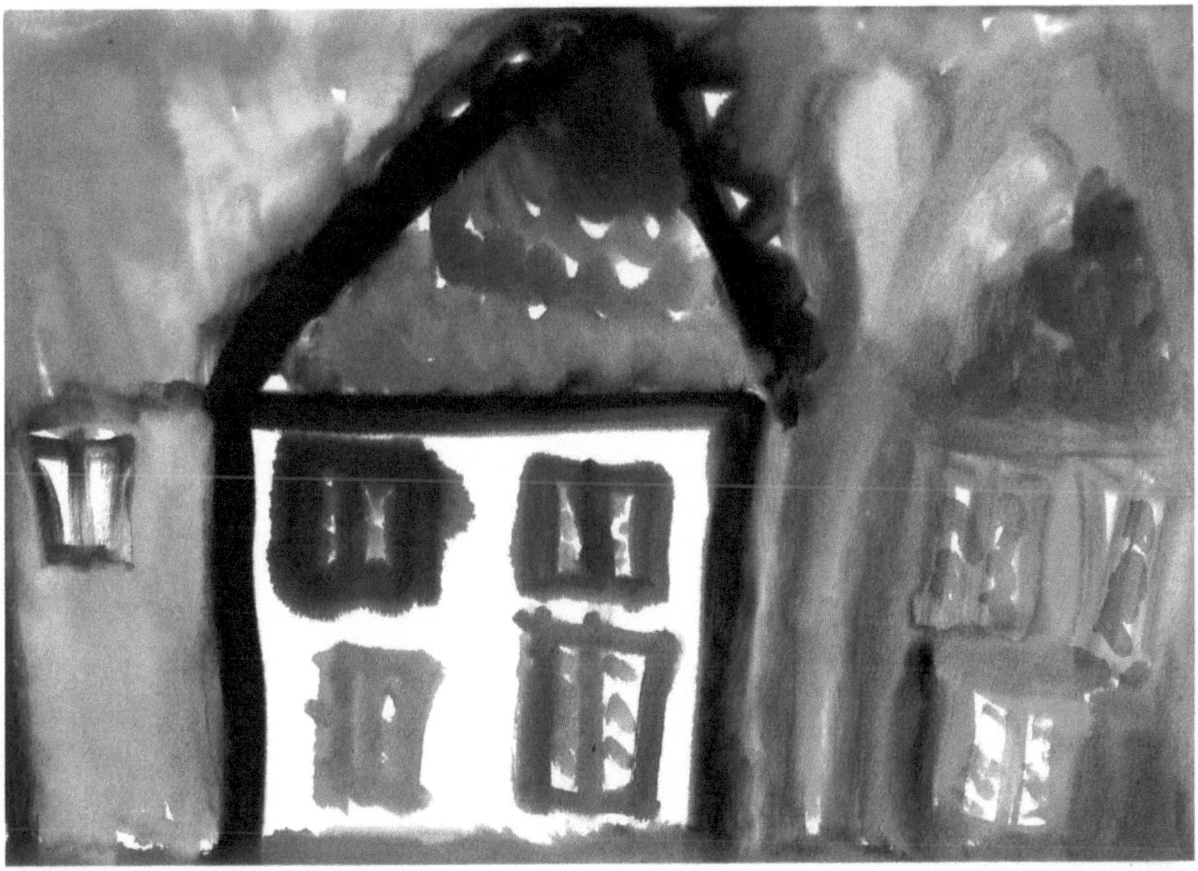

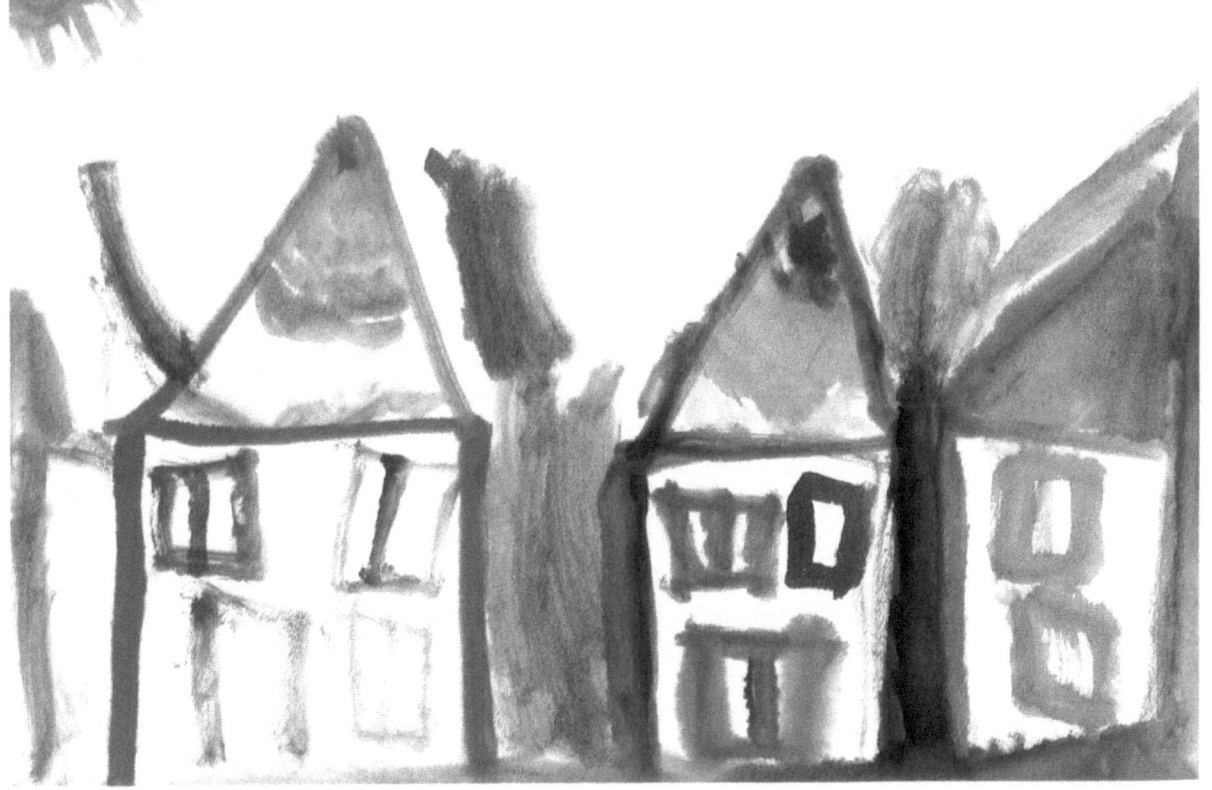

Die Blume. Blüten- und Laubblätter sind in Form und Farbe differenziert dargestellt. Dora bewältigt das neue Thema ohne Schwierigkeiten.　　*D 16*

Dasselbe Thema in anderen Farben. Der Bildhintergrund ist durch Hell-dunkel-Gestaltung differenziert, wobei sich das Dunkel zum Bildrand hin verdichtet. Ein Lichtempfinden ist vorhanden.　　*D 17*

Das Thema des letzten Bildes wird von Dora wieder selbst gewählt. Sie malt ihren Lieblingshund, zu dem sie ein sehr inniges Verhältnis hat. Die Gestalt des Tieres überschreitet zwar ihre bisherigen maltechnischen Möglichkeiten, doch wie selbstverständlich erfolgt die Unterteilung des Hintergrundes in 2 Ebenen sowie die Schattierung des Himmels, um die Raumillusion zu erzeugen. Im Anschluß an diese Arbeit wird die Patientin entlassen.　　*D 18*

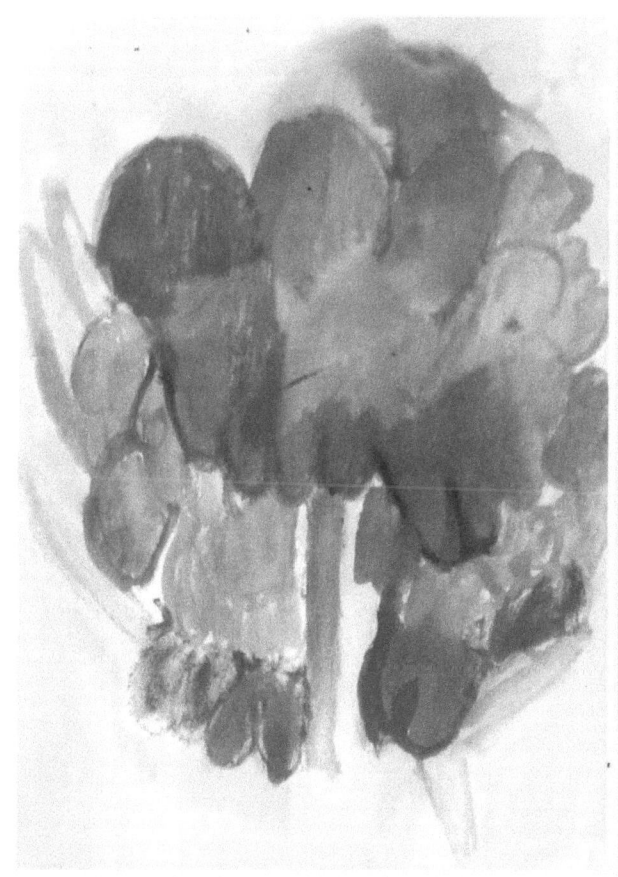
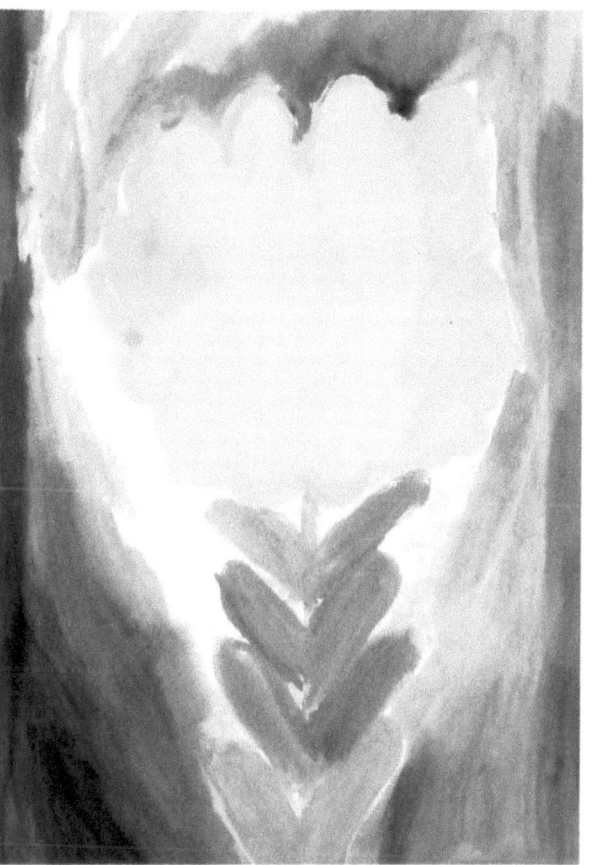
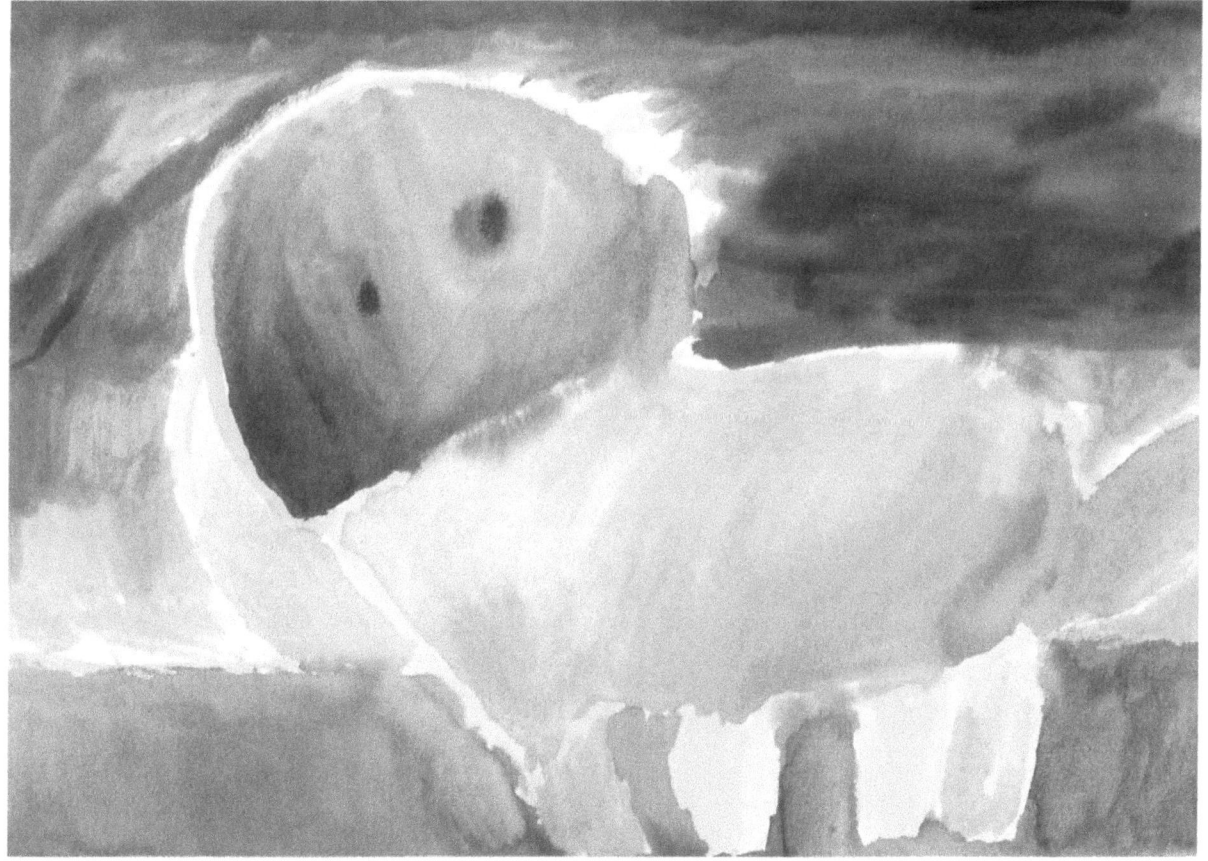

ELSE

– bei Therapiebeginn 24 Jahre
– reine bildnerische Therapie nach mehrjährigen Behandlungen, u. a. in einem international renommierten psychotherapeutischen Institut

Persönlichkeits-skizze

Als Else mit der Maltherapie begann, hatte sie schon verschiedene Behandlungen hinter sich, darunter eine mehrjährige in einem renommierten psychotherapeutischen Institut. Else und ihre jüngere Schwester waren in einer vermögenden Familie aufgewachsen. Sie selbst war im Gegensatz zu ihrer Schwester schon als Kind und Schülerin auffällig, weil sie den an sie gestellten Anforderungen nicht nachkommen konnte. Daraufhin versuchte man die Ausbildung in einem privaten Internat.

Die weitere stetige Eskalation des Krankheitsbildes führte in der Folgezeit zur hausärztlichen und neurologischen Behandlung. Eine psychotherapeutische Betreuung gab es zunächst nicht.

Besonders auffällig war die regelmäßige Zuspitzung von Elses Zustand in der Familie; ihr Aufenthalt im Elternhaus erwies sich mehr und mehr als untragbar.

Eine erste psychotherapeutische Beurteilung der Krankheitssymptome ergab die Diagnose einer Hebephrenie.

Die Maltherapie erfolgte ambulant, etwa 4mal die Woche, und erstreckte sich über den Zeitraum von einem Jahr.

Verlauf der Maltherapie

Bei Else kommen ähnliche Grundformen des Malprozesses wie in den bereits aufgezeigten Fällen zum Tragen. Lediglich der Zeitpunkt, zu dem eine bestimmte Maltechnik bzw. eine bestimmte Thematik Anwendung findet, variiert entsprechend den Persönlichkeitsstrukturen. Interessant ist von daher Elses Ansatz der Therapie in der Arbeit mit Wachsmalstiften, für sie stellt dies jedesmal eine Geduldsprobe dar, die sie kräftemäßig noch nicht bewältigen kann. Das Malen wird zwar nicht aufgegeben, aber immer wieder abrupt unterbrochen. Das Bild bedeutet hier in solchem Ausmaße eine Konfrontation, daß die Patientin ihm anfangs ausweichen muß, auch um von der Fülle der Stricharbeit nicht erdrückt zu werden.

Mit dem Gegenextrem der flüssigen Farbe kommt sie ebensowenig zurecht. Während die erstere Maltechnik zu bestimmend wirkt, verflüchtigt sich im Aquarell die Thematik des Bildes, kann die Form nicht gehalten werden. Es bleibt bei der reinen Erlebnisform der Farbe *(E 5)*. In dieser Situation wird die allgemeine große Schwäche der Patientin sehr deutlich. Um sie nicht zu überfordern, muß hier die »Auflösung« mit dem Aquarell und die »Verfestigung« mit den Stiften rasch abwechselnd und mit einer gewissen Leichtigkeit im Umgang erprobt werden (die Spirale *E 4–E 6* findet nach ihrer Auflösung zur ursprünglichen Form zurück, überzieht sie sogar).

Zentrale Schwierigkeit dieser Arbeiten ist und bleibt noch über längere Perioden die Auseinandersetzung mit dem »formalen Teil« der Wirklichkeit. Die Grundformen des Erlebens sind bei Else spürbar vorhanden, doch fällt es ihr schwer, die Innerlichkeit auf vorgegebene, äußere Formen zu übertragen. Das heißt, die Verbindung »innen – außen« ist abgebrochen, Gefühls- und Formwelt sind stark gegeneinander abgegrenzt. Gerade diese fehlenden Verknüpfungspunkte sind von großer Bedeutung für die Entwicklung der Therapie. Ohne die Anbindung der »Gedankenwelt« der Patientin an die Form, an Materie und zwingende Realität, kann keine »Äußerung« in eigentlichem Sinne stattfinden, kann kein fester Grund erreicht werden, der ein (er)lebbares Weltbild zu tragen imstande wäre. Im Grunde spielt sich ein bedrückender Vereinsamungsprozeß ab, da die Patientin ihr »Weltbild« nur noch in sich selbst (er)leben kann und folglich an den zwingenden äußeren Umständen zerschellen muß.

Darum ist es ungemein wichtig, daß mit *E 3* die vorhergehende Thematik unter geringerem Schwierigkeitsgrad nochmals aufgegriffen und zum Abschluß gebracht wird. Erstmals kommt es zu einer formalen, nach außen gerichteten Anstrengung, die der Patientin nach ihrem inneren Empfinden noch sehr fremd sein muß. Entsprechend »ausdrucksleer« wirkt das Bild. Dennoch findet darin schon eine Auseinandersetzung mit einem Motiv statt, die eine Öffnung der Patientin und eine »Lenkung« ihrer Konzentration erfordert. Gleichzeitig wird damit – der Patientin unbewußt – der lebensnotwendige dialektische Prozeß (die Verknüpfung von abstrakten Ideen und realer Materie) in Gang gesetzt: gleichsam die Eröffnung einer Möglichkeit, die abgebrochenen Brücken zwischen Innen- und Außenwelt wiederherzustellen, sie möglichst aber auch zu überprüfen und *bewußt* zu überschreiten, um schließlich die »Erkrankung an der Welt« verstehen und bewältigen zu lernen.

Da die Anbindung »innen – außen« sich also auf künstlerischem Wege ergeben soll, muß die Patientin den spielerischen Umgang mit dem Medium entwickeln. Dazu gehört das Ausprobieren von Techniken und ihren spezifischen Wiedergabearten (verflüchtigend – festigend). Interessant ist die Tatsache, daß Else selbst die formal betonten Techniken bevorzugt und trotz des davon ausgehenden Zwanges zur Auseinandersetzung mit klaren Strukturen auch später beibehält. Das Bedürfnis zu klären, zu konkretisieren, zu verdichten, oder auch der Wunsch, dem Bild formalen Halt zu geben, kommt einer Spiegelung des inneren Prozesses gleich, den Else durchlaufen muß, um mit den schizophrenen Erscheinungsformen fertig zu werden: sie muß ihr Weltbild klären, ihren Gedanken formalen Halt geben.

Hier wird sehr deutlich, daß nur durch den eigentlichen künstlerischen Prozeß »äußere« Erfahrungen auf die Innenwelt der Patientin projiziert werden können, da diese ja alle Vorgänge *selbst bestimmt und durchlebt*. Die Gedankenwelt wird auf dem Papier sichtbar, muß »Farbe bekennen« und sich kritischer Betrachtung stellen bzw. dieser standhalten. Die Maltherapie fördert damit die entschieden beste Möglichkeit der Heilung – die Hilfe zur Selbsthilfe. Beim Bild, der »Äußerung« für sich genommen, darf die Therapie freilich nicht stehenbleiben. Zwar kann es durchaus zu Manifestationen eines bestimmten seelischen Zustands kommen, zum »Ausleben« der Stimmung auf dem Papier (vgl. *E7–E9*), doch müssen diese Momente im weiteren Verlauf der Maltherapie auch *überwunden* werden. Wie *E10* zeigt, tritt nach der Zerrissenheit in *E8* und *E9* ein durch die Aufgabenstellung des Therapeuten bewirkter Ausgleich ein. Wo vorher Unruhe und Chaos das Bildgeschehen beherrschten, sind nun die »Gegenmomente« Struktur und ruhige Aufeinanderfolge gegeben. Damit wird es möglich, das Krankheitsgeschehen in Fluß zu bringen, vor allem aber auch den Manifestationen der Krankheit mit Hilfe der »Gegenüberstellung« einen Maßstab anzulegen. Der Patientin werden die Pole Ruhe/Unruhe, Ordnung/Chaos und die daraus resultierende Einpendlung zur Mitte hin spürbar. Nur anhand des nun möglich gewordenen Vergleichens zwischen den jeweiligen Stimmungen kann Else sich orientieren und sich die eigene Situation vergegenwärtigen. Aus eben diesem Prozeß könnte sich längerfristig Elses eigene Zielsetzung und der angemessene Umgang mit den Schwierigkeiten des Alltags entwickeln.

Die Bilder *E11* und *E12* zeigen die nun schon gesteigerte Fähigkeit im Umgang mit flüssigen Farben. Else fällt es leichter, die Form festzuhalten, der Verwässerung entgegenzuwirken, mehr Klarheit des Ausdrucks anzustreben. Damit ist die Möglichkeit gegeben, bestimmtere Ordnungsprinzipien anzugehen: die »Senkrechte« und die »Waagerechte« in *E13* und *E14*. Mit der Einführung der Ebenen wird der erste Schritt zur Räumlichkeit und damit zu weitergehender Klarheit des Vorstellungsvermögens unternommen.

So eröffnen sich für Else »ungeahnte Perspektiven«, zahlreiche Möglichkeiten der Darstellung: zunächst von Beobachtungen (*E15:* »Hecke in der Landschaft«) und, wiederum einen Schritt weiter, von Ideen und Wünschen (*E16:* »Die Reise«). Elses Gedankenwelt hat eine immense Erweiterung erfahren: sie sieht sich *in Beziehung* zu ihrer Umwelt, zu ihren Mitmenschen (dem Therapeuten). Besonders wichtig ist der Umstand, daß die Patientin auch eine zeitliche Einbindung erfährt – Eindrücke der Vergangenheit (Spaziergänge etc.) werden zurückerinnert, verarbeitet, Reisewünsche geben der Zukunft eine Gestalt. Das Interesse am Fortgang der Dinge ist wieder erwacht, Else beginnt ansatzweise ihr Leben zu planen. In Bild *E 19* nimmt Else die Arbeit mit Wachsmalstiften wieder auf, jetzt unter dem neuen Aspekt der Farbmischung.

Mit Federzeichnungen (vgl. *E 19*) arbeitet der Therapeut wiederum gezielt auf die formale Klärung der Darstellung hin. Die Arbeit gleicht einer Entwirrung von Fadengespinsten, in deren ornamentaler Verstrickung das darzustellende Haus verschwindet. Else macht die Erfahrung der Bildproportionen und die damit verbundene Qualität bzw. Klarheit der Aussage. In der Folge wird das Thema farblich ausgestaltet. Mischung und Zusammenstellung der Farben übernehmen hier gleichfalls ordnende Funktion im Raum. Else lernt, mit der *Vielfalt* umzugehen und auch hier Prinzipien der Klarheit zu wahren.

Bei der geometrischen Strenge all dieser Arbeiten darf es wiederum nicht bleiben, und so erfolgt in *E 26–E 30* eine Art spielerischer Abwandlung der Thematik, bei der die strenge Flächenordnung in weiche Formen und Übergänge aufgelöst wird, ohne daß dadurch jedoch der Gesamteindruck verwischt wird.

In diesen Arbeiten ist der Patientin die Freizügigkeit, die Sicherheit im Umgang mit Raum, Form und Farben zueigen geworden. Spielerisch fließend entwickeln sich nun Themen aus sich selbst heraus, zeugen von einer inneren, gestalterischen Kraft. Eben diese Kraft, die ein Eigenleben, eine Ausstrahlung der Bilder bewirkt, fördert auch die innere Aufrichtung der Patientin. Über das Medium Malerei vollzieht sich der Aufbau eines Weltbildes, das die inneren mit den äußeren Gegebenheiten verbindet und sie bestimmten Prinzipien folgend in eine Ordnung bringt. Damit ist eine Basis geschaffen, von der aus die Welt überschaubar ist und Elses Innerlichkeit nicht fremd, sondern vertraut erscheint, von wo aus sie sich – zukunftgerichtet – entfalten kann. So zeigen die Bilder *E 28–E 30* nunmehr *schöpferische* Auseinandersetzungen mit selbstgewählten Themen. Detaillierte Ausarbeitung und feinststoffliche Betrachtungsweisen zeugen von der inneren Wachheit und dem klaren Auffassungsvermögen der Patientin. Sensibilität und innere Anteilnahme verwirklichen sich im Rahmen ganzheitlicher Betrachtungen. Das Chaos, die Verlorenheit oder die innere Spaltung sind zu diesem Zeitpunkt völlig zurückgedrängt.

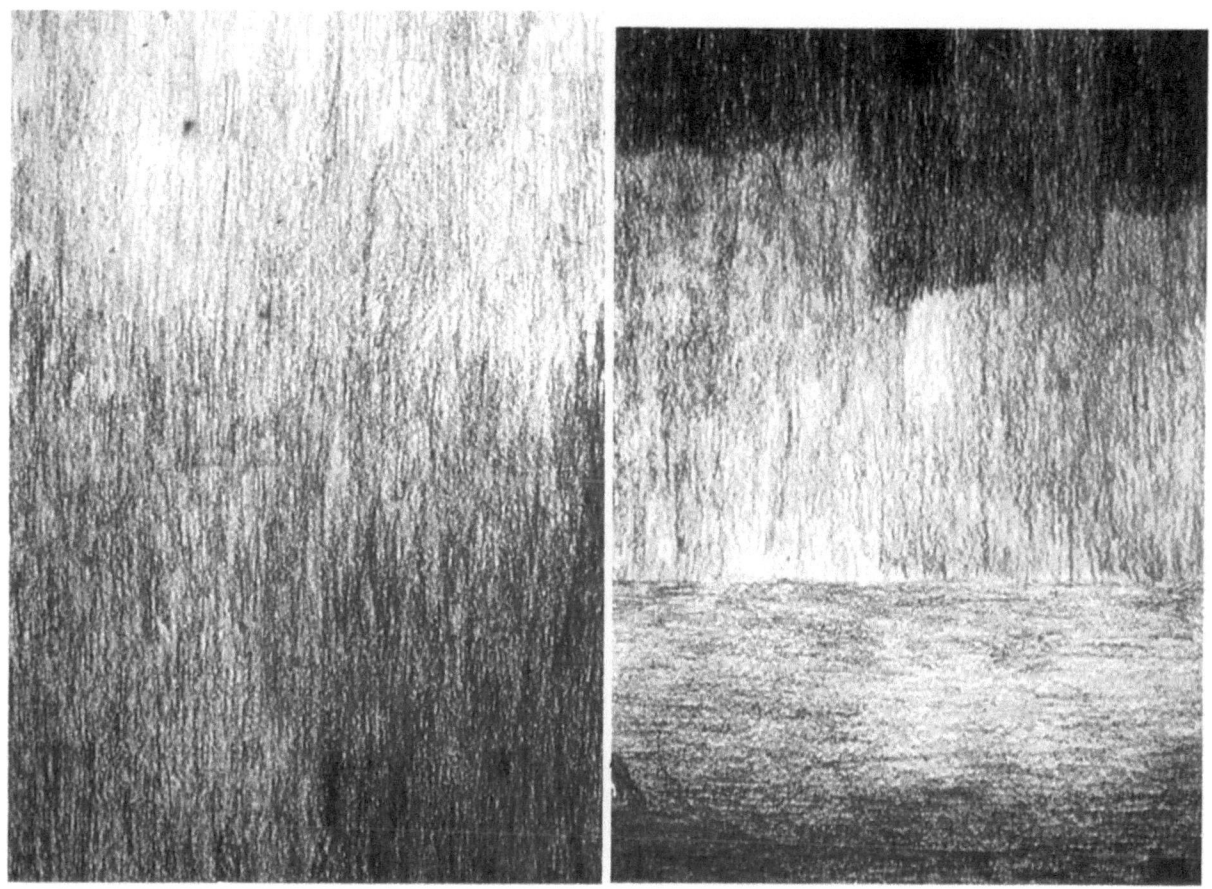

E1 a, b Auch Else beginnt mit der Hell-dunkel-Sensibilisierung. Als Arbeitsmittel dienen Wachsmalstifte, die ihr Geduld und Durchhaltevermögen abverlangen und sie auf den Malprozeß »verpflichten« sollen. Aber das kontinuierliche Arbeiten fällt ihr sichtlich schwer. Sie stößt kräftemäßig an ihre Grenzen.

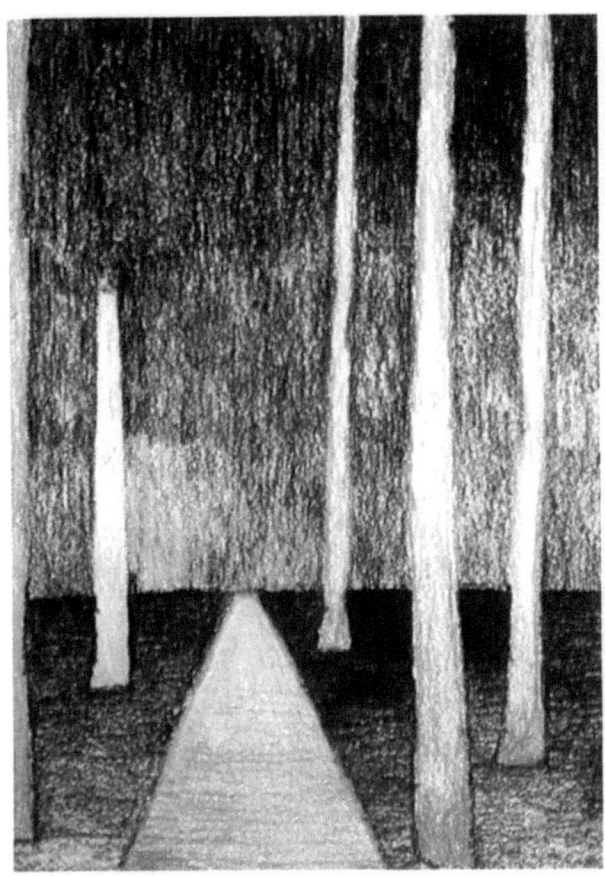 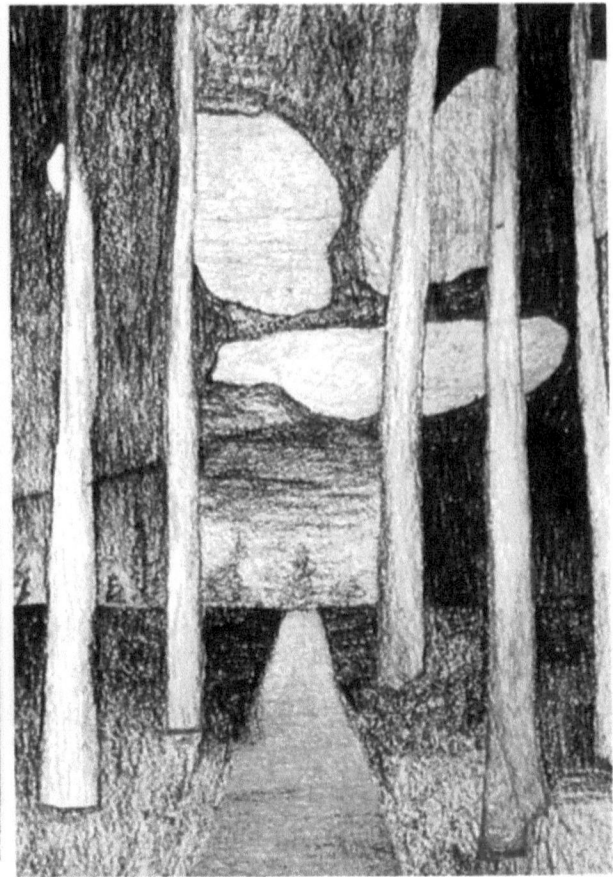

Die sich anschließenden Themen greifen auf Vorangegangenes zurück. Die Hell-dunkel-Verläufe sind spürbar besser bewältigt. Hinzu kommen die Senkrechte sowie die erlebnisvertiefende Perspektive. Wolken und Konturen am Horizont wandeln die Anonymität zum Ausdruck einer Landschaftsstimmung.   *E2 a, b*

Eine Wiederholung des Themas im Ausschnitt bringt gleichsam eine Verdichtung mit sich. Die Flächen sind stärker ausgemalt und entfalten farbliche Wirksamkeit.   *E3*

Die Bewältigung der festigenden Form erlaubt die entgegengerichtete Zielsetzung der Auflösung. Die dynamische Bewegung der Spiralform bewirkt eine Lockerung der Patientin. Das Verfließen der Farbbänder hebt flächenhafte Begrenzungen auf.   *E4*

Else fühlt sich beim Aquarell unwohl, kehrt zu der die Form klar umreißenden Arbeit mit Wachsmalstiften zurück. Die Sensibilisierung für Farbwerte ist fortgeschritten; Else versucht, die auslaufende Spirale mit Rot aufzuhellen.   *E5*

Die Patientin durchlebt einen Wutanfall auf dem Papier. Die Farbe wird ihr zum Ausdrucksmittel ihrer Aggression, die Äußerung nimmt Gestalt an. Alles Durchlebte kann sich Else anhand des Bildes auch im Nachhinein vergegenwärtigen. Es entsteht ein zeitlicher Bezug.   *E6*

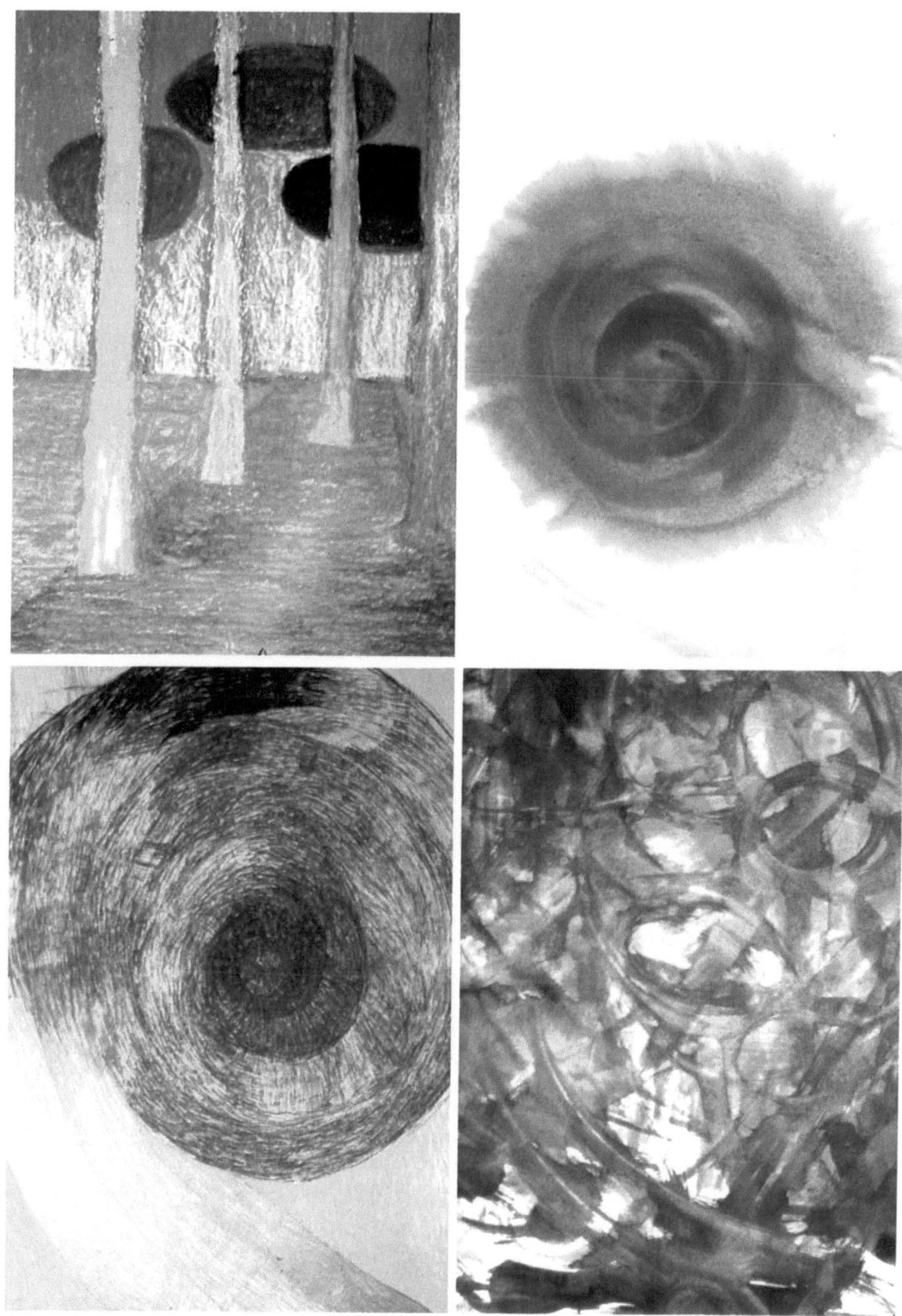

Die Bilder sind Manifestationen des zerrissenen seelischen Zustands. Else erlebt ihr Unvermögen, Ordnung und Zusammenhang der Inhalte zu bewahren; ihre eigene Situation wird so für sie bildlich greifbar festgehalten.

E7, E8

Als Hinweis auf die Ordnung, die sich die Patientin selbst erarbeiten muß, stellt der Therapeut die Aufgabe der Farbfelderung. Else beruhigt sich während dieser Arbeit.

E9

Das »Chaos« der Aquarellbilder *(E7, E8)* ist noch nicht bewältigt. Deshalb erneut der Versuch, im Aquarell die Form zu bewahren und mit bewußter Anordnung der Verflüssigung entgegenzuwirken. *E11 a, b* zeigt einen enormen Fortschritt in der Bewältigung der Aufgabe. Verschiedene Farben schattieren sich rhythmisch zum harmonischen Ganzen.

E10 a, b
E11 a, b

Die Patientin malt ein eigenes Thema. Sehr sensibel geht sie nun schon mit Farbe und Fläche um. Die Senkrechte (»das Aufrichten«) ist betont.

E12

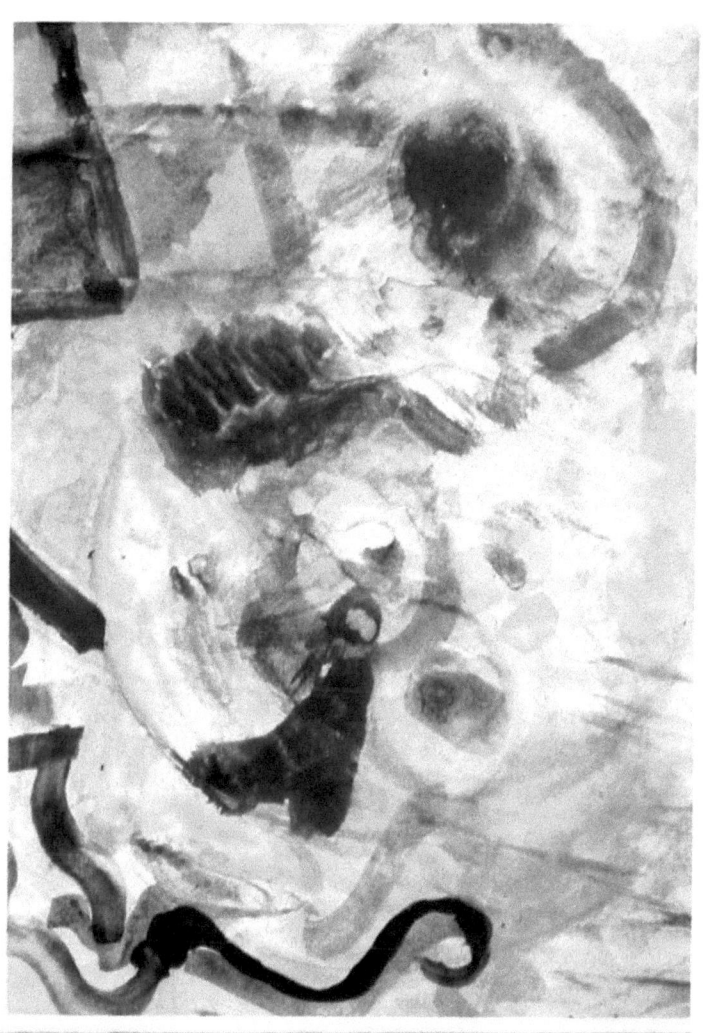
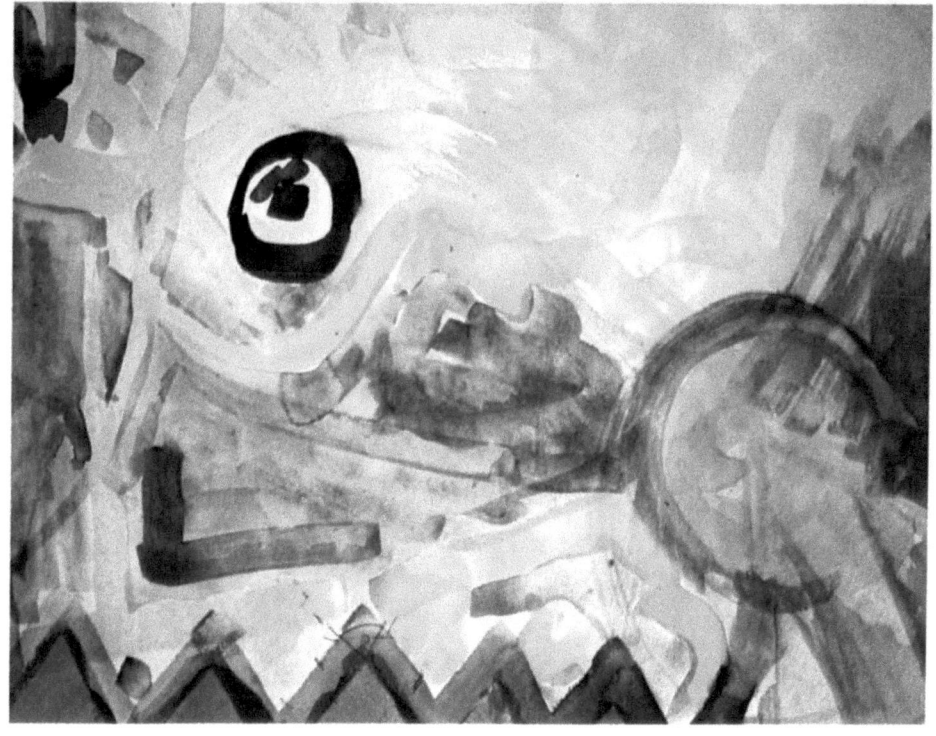

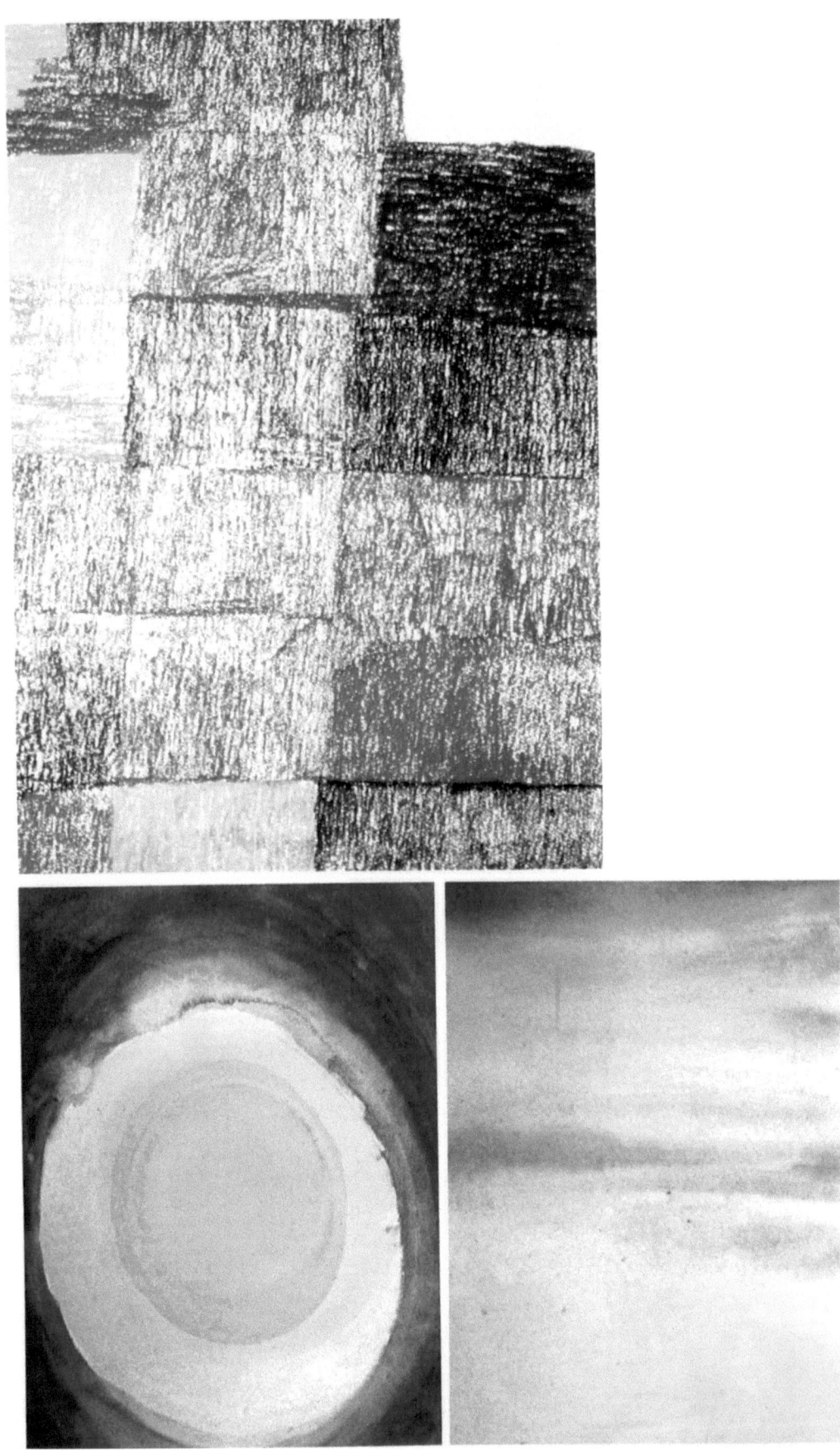

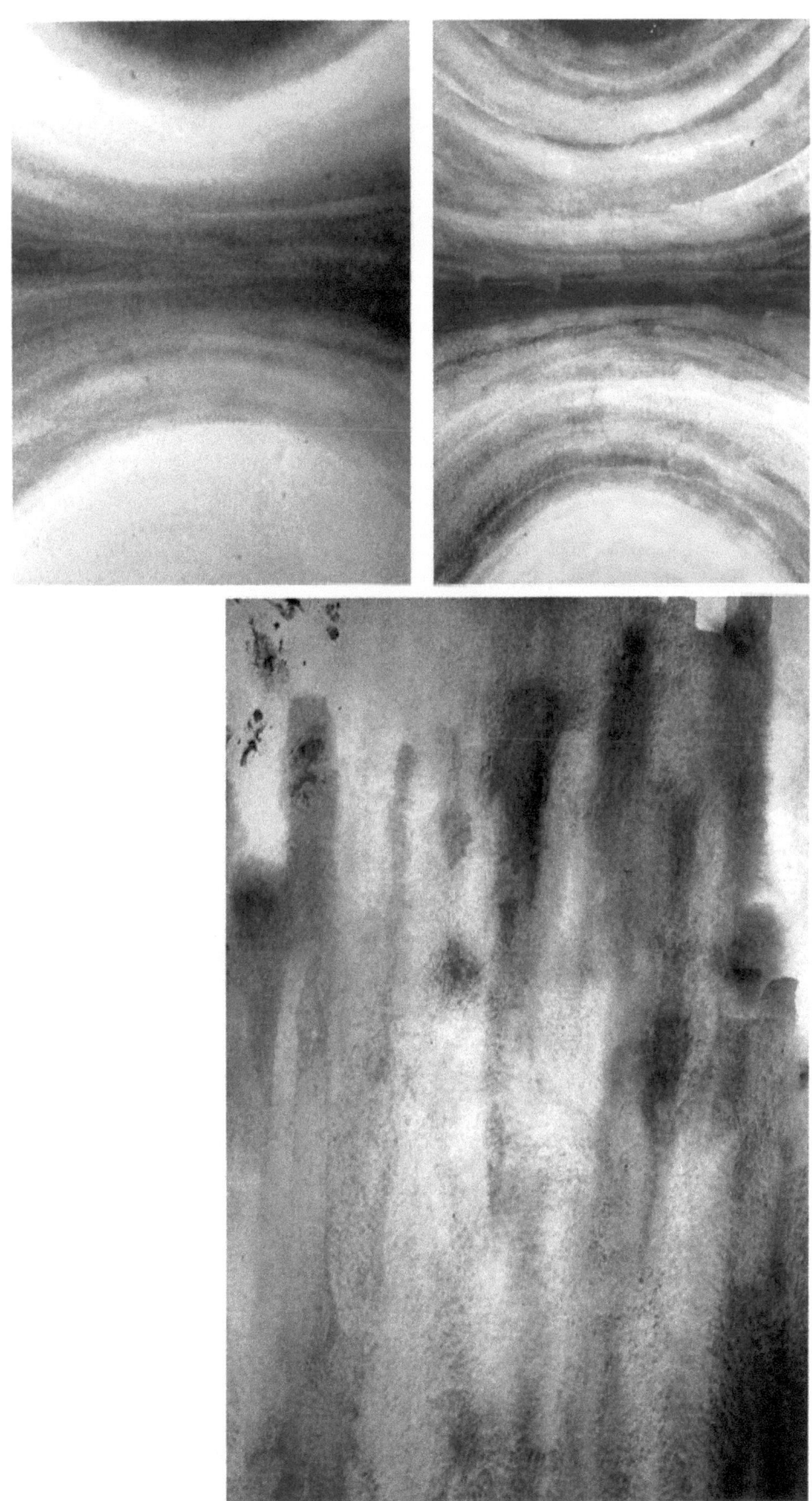

»Der Baum«. Der Therapeut verbindet die von der Patientin selbst als »beherrschend« empfundene Senkrechte mit der Waagerechten. *E13*

»Hecke in der Landschaft«. Elses Desinteresse an der Umwelt beginnt sich zu wandeln. Im Rot-Blau-Kontrast verkörpert sich für sie das, was ihr »warm« erscheint (die Hecke als lebende Pflanze). *E14*

Bei Else stellt sich das Zeiterleben wieder ein; sie wünscht sich für die Zukunft eine Reise. Die damit verbundenen Empfindungen stellt sie im selbstgewählten Thema dar. Deutlich vorhanden ist der innere Zusammenhang: die Zuordnung inhaltlicher und formaler Aussagen. *E15*

Das Aquarell ist für die Patientin zum vertrauten Medium geworden. Auch die abstrakte Darstellung wird nun durch symbolische Bedeutung sinnvoll. In dem geschlossenen Kreis hat sich Else nach eigenen Aussagen selbst dargestellt. *E16*

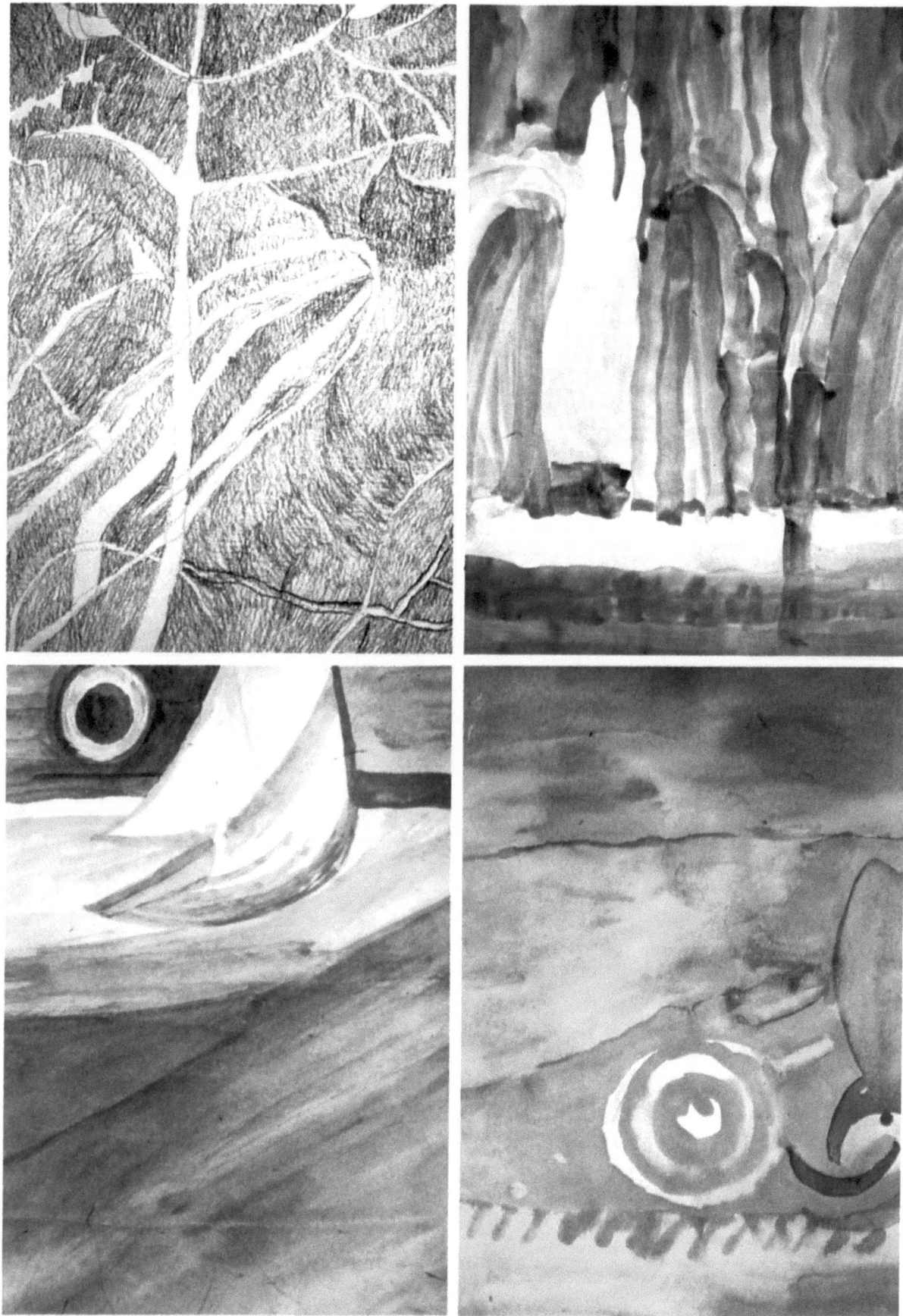

Else in ihrer Umwelt. Der Zaun »grenzt sie ein« (ähnlich dem Kreis im vorangegangenen Bild).   *E 17*

Das »Blumenbild«, in Wachsmalstiften gearbeitet. Else trennt die Bildfläche in 2 Teile.   *E 18*
Erstmalig tauchen weitergehende Farbmischungen auf.

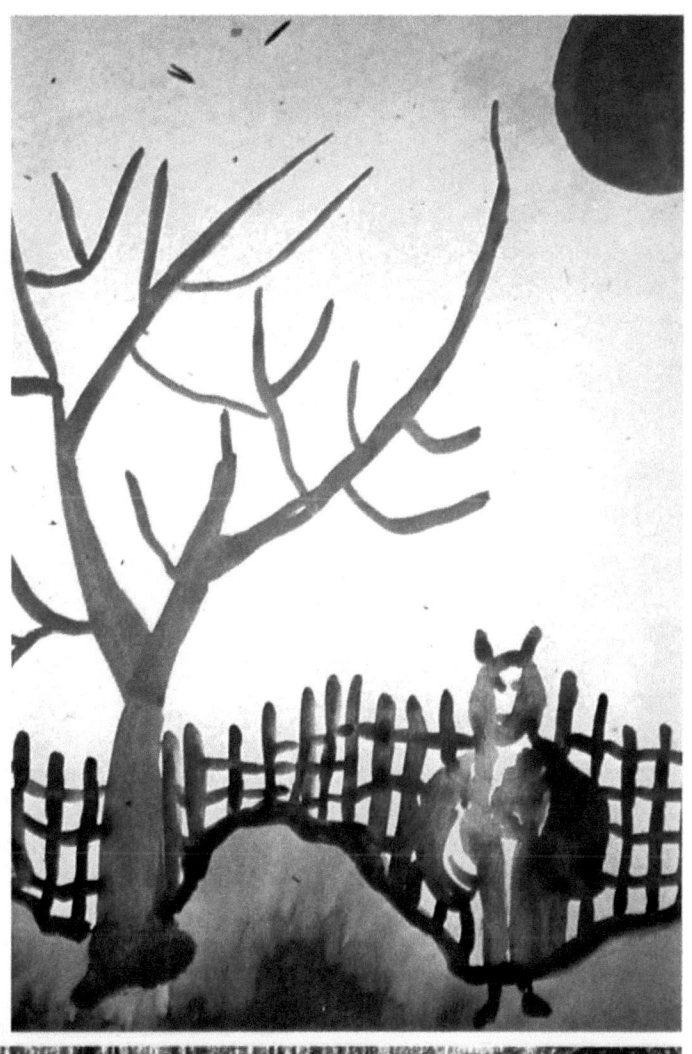
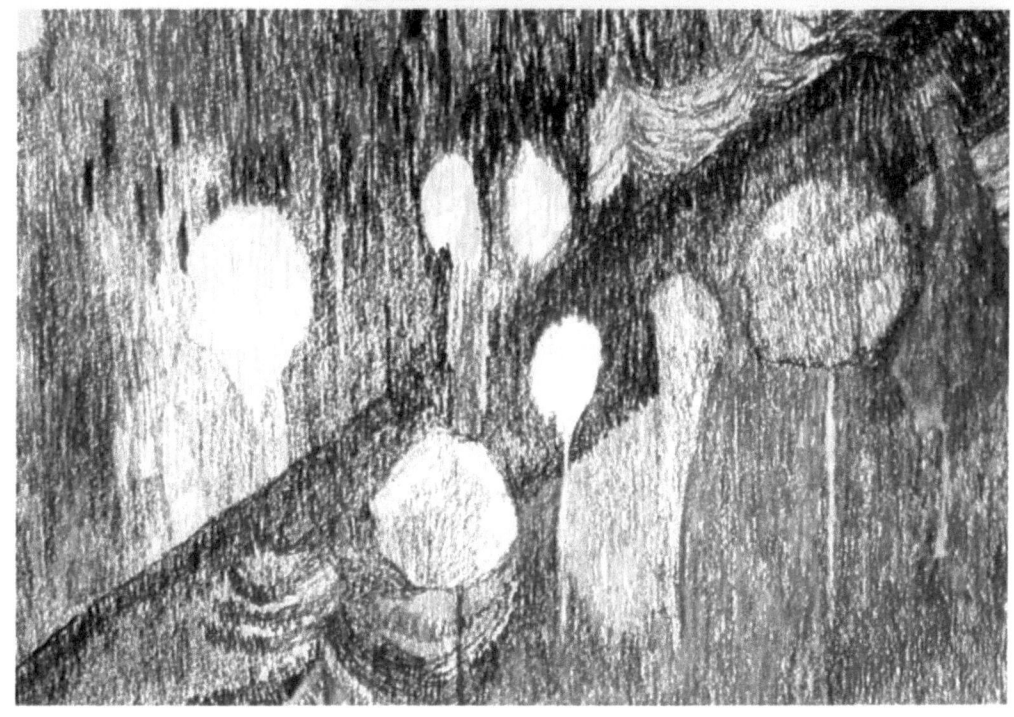

Else will ein ihr liebgewordenes Haus darstellen. Der Therapeut wählt die Feder, damit der Inhalt formal »konkretisiert« wird. Die Patientin schafft es jedoch nicht, sich zu konzentrieren, verwirrt sich in einem Geflecht detaillierter, ornamentaler Gestaltung. Unzählige Erscheinungsmomente tun sich auf, unter denen Else keine Präferenz zu setzen vermag. Das ursprüngliche Thema »Haus« verliert sich in Unzusammenhängendem. *E 19*

Der Therapeut läßt das gleiche Thema wiederholen, indem er den Ausschnitt des Hauses aus *E 19* zur Aufgabe macht. Nur so kann eine Vertiefung des »Wollens« der Patientin stattfinden. Else arbeitet wieder mit Wachsmalstiften, zeigt eine Vorliebe für Fenster und Dächer, die sie mehrfach darstellt. *E 20*

Nochmaliges Aufgreifen des Themas »Haus«; Else verbindet es mit »Wärme«, »Schutz«, »Geborgenheit«. Wieder arbeitet sie mit großem Geduldsaufwand im Detail, wobei sich jedoch zunehmend darstellende Formen behaupten können. Die ornamentale Verstrickung schwindet, Else ordnet Formteile ins verbundene Ganze. *E 21*

Ein neues Thema: »Landschaft«. Der Therapeut wählt bewußt die geometrische Darstellungsweise, um die Ordnung innerhalb vielfältiger Eindrücke sichtbar zu machen. Else bewältigt das Thema unter Anleitung. *E 22*

»Haus und Windmühle« werden ebenfalls in streng geometrischen Formen erarbeitet. Else setzt sich weitgehend selbständig mit der Thematik auseinander. *E 23 a, b*

Die »Landschaft« wird wieder vorgenommen. Die Patientin setzt sowohl Farb- als auch Formensprache bewußt ein. Die Unterordnung des Details unter ein bestimmendes Ganzes gelingt. Besonders deutlich ist die Entwicklung gegenüber *E 18*. *E 24*

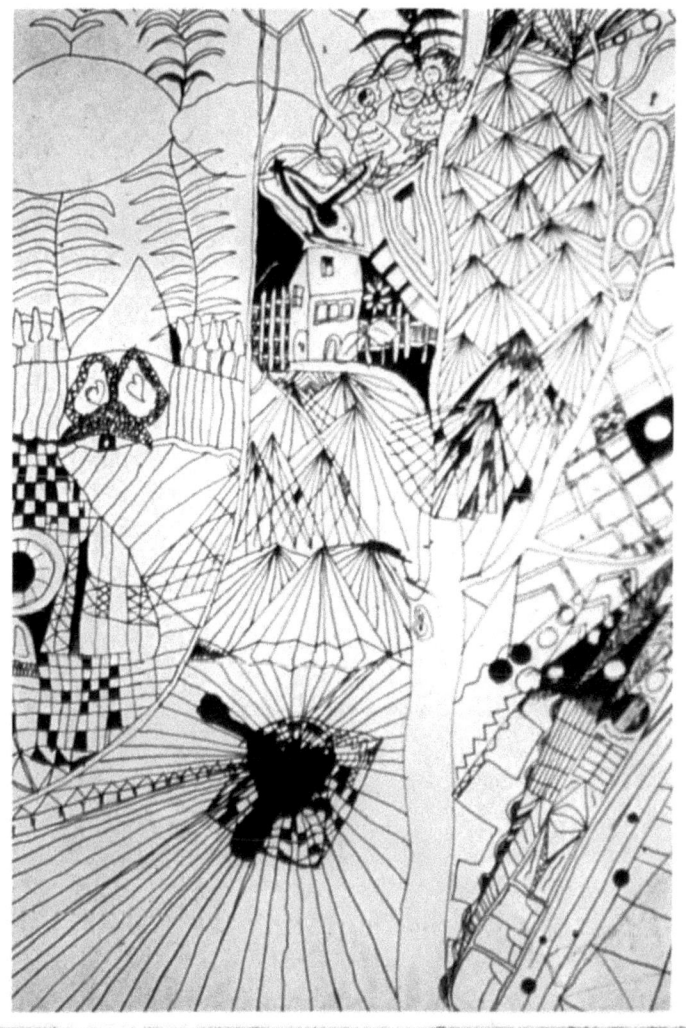
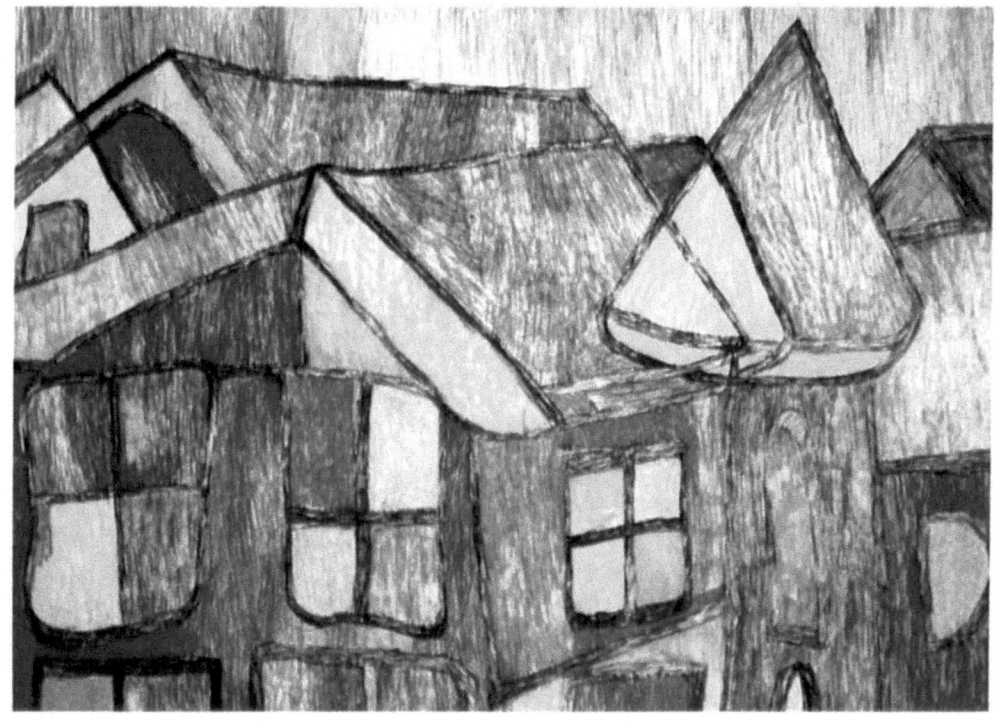

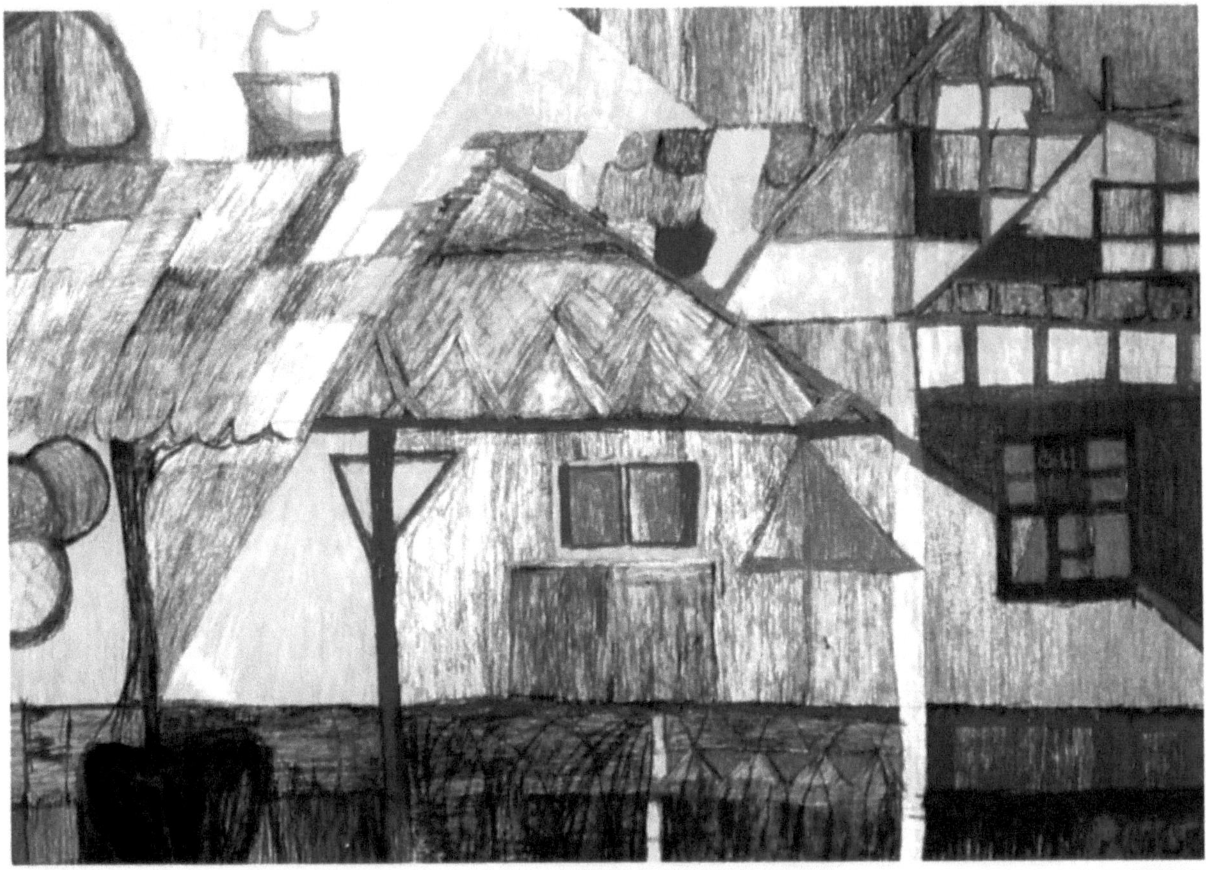

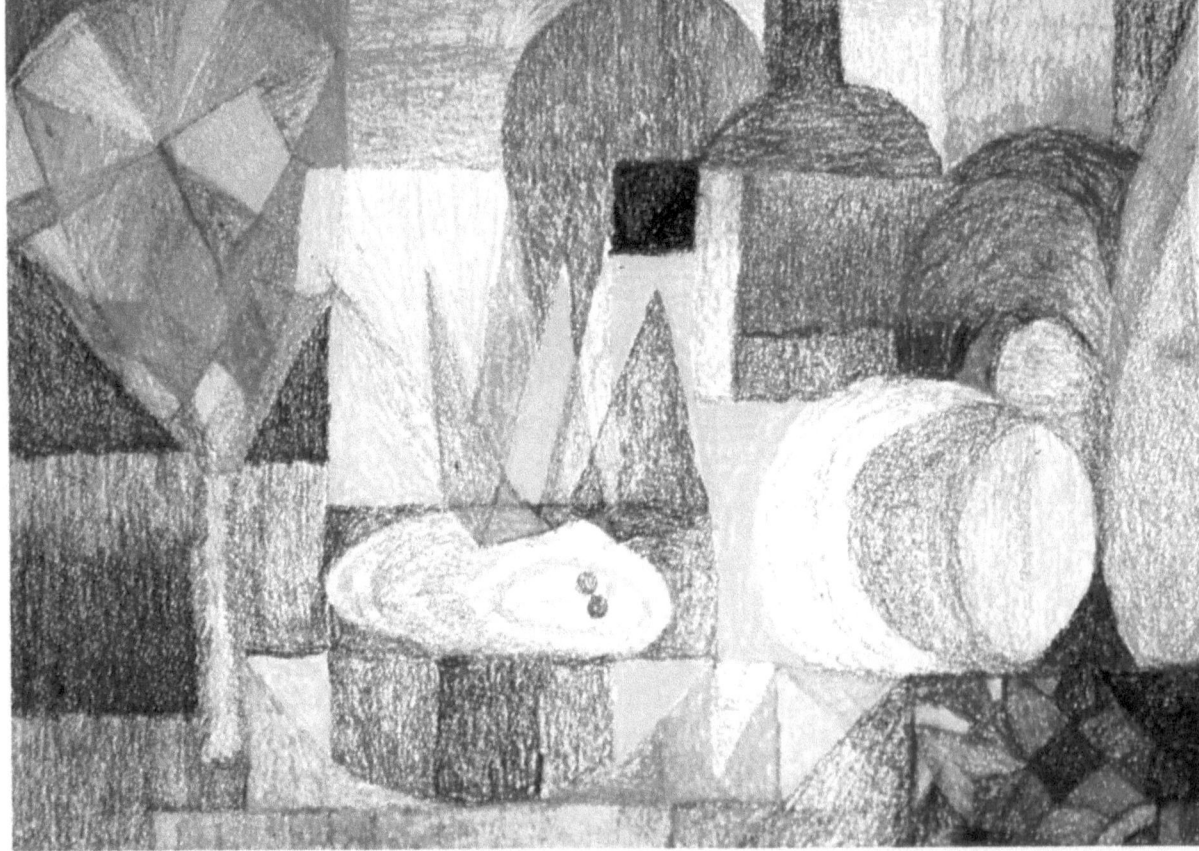

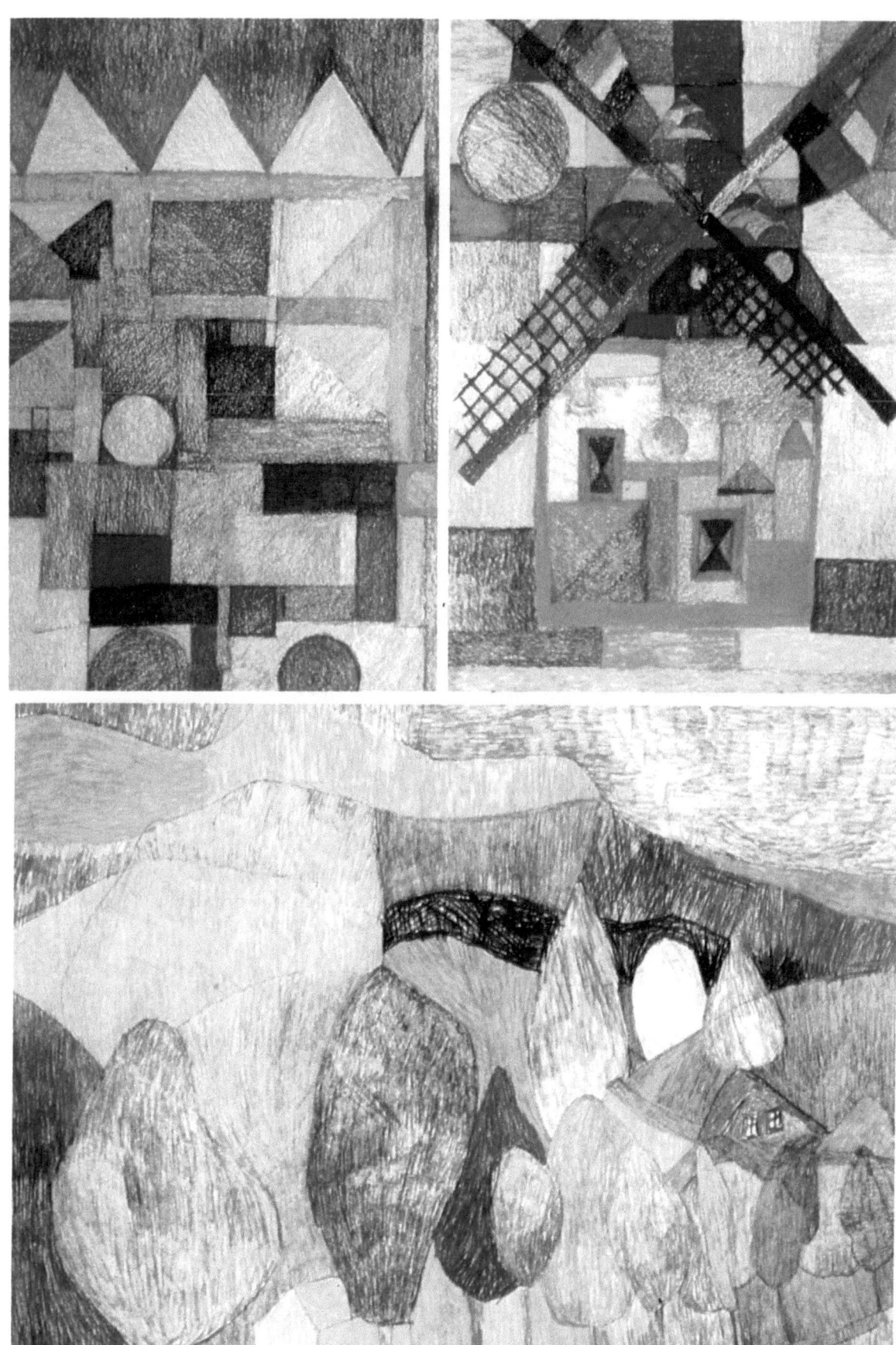

»Pflanzenstilleben«, eine insgesamt vereinfachte Darstellungsweise. Die Patientin arbeitet interessiert, nimmt Anregungen des Therapeuten auf. *E 25*

Ein selbstgewähltes Thema. Else stellt Formen aus ihrem Eigenerleben dar, deren Vielfalt in größere thematische Gruppierungen eingebunden ist. Der rein ornamentale Charakter ist abgelöst. *E 26*

Unter Anleitung des Therapeuten wird als Gegenpol zu *E 26* eine straffe Komposition erarbeitet. *E 27*

Sehr einfühlsam und mit einer gewissen Freude malt Else ihr »Blumenbild« (vgl. *E 18*). Ohne Anleitung entwickelt sie die in sich zarte, formvollendete Struktur des Blütenblattes. Else verwendet reiche Farbmischungen und setzt sie sehr bewußt ein. Der Hintergrund betont in weichen Hell-dunkel-Verläufen die Durchlässigkeit der Komposition. *E 28*

Die Patientin gibt einen Traum wieder. Mit differenzierter Aussagekraft erarbeitet sie ihre Themen jetzt völlig selbständig und nach eigener Themenwahl. Situationen, die sie selbst und ihre Umwelt betreffen, werden bildlich angesprochen. Eine aktive Auseinandersetzung findet statt. *E 29*

»Die Spiegelung«. Else stellt sich selbst ihrer Vorstellung vom »Typus der Frau« gegenüber. Wie in den beiden vorhergehenden Bildern arbeitet sie auch hier im Format 75 × 100 cm. Ohne Entwurf entwickelt sie selbständig die organische Form- und Farbenkomposition, konkretisiert ihre Gedankenwelt in freier Auseinandersetzung. Die sensible Durchdringungssprache der Formen ist zur Eigengesetzlichkeit gereift und sichtbares Zeichen des eigentlichen künstlerischen Prozesses sowie des Wohlbefindens der Patientin geworden. *E 30*

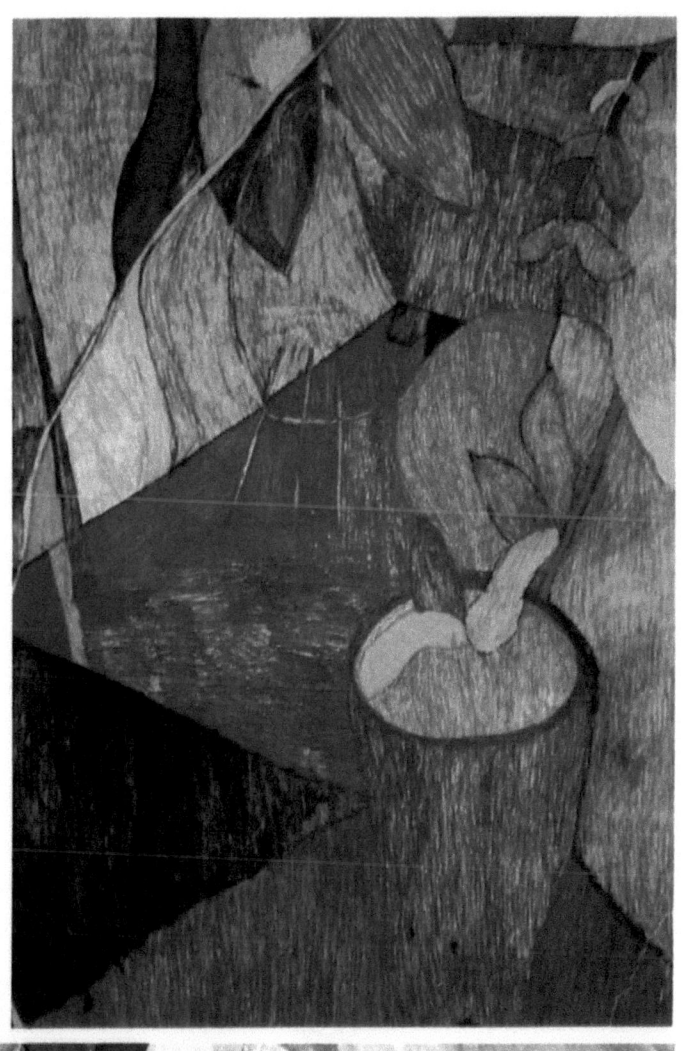
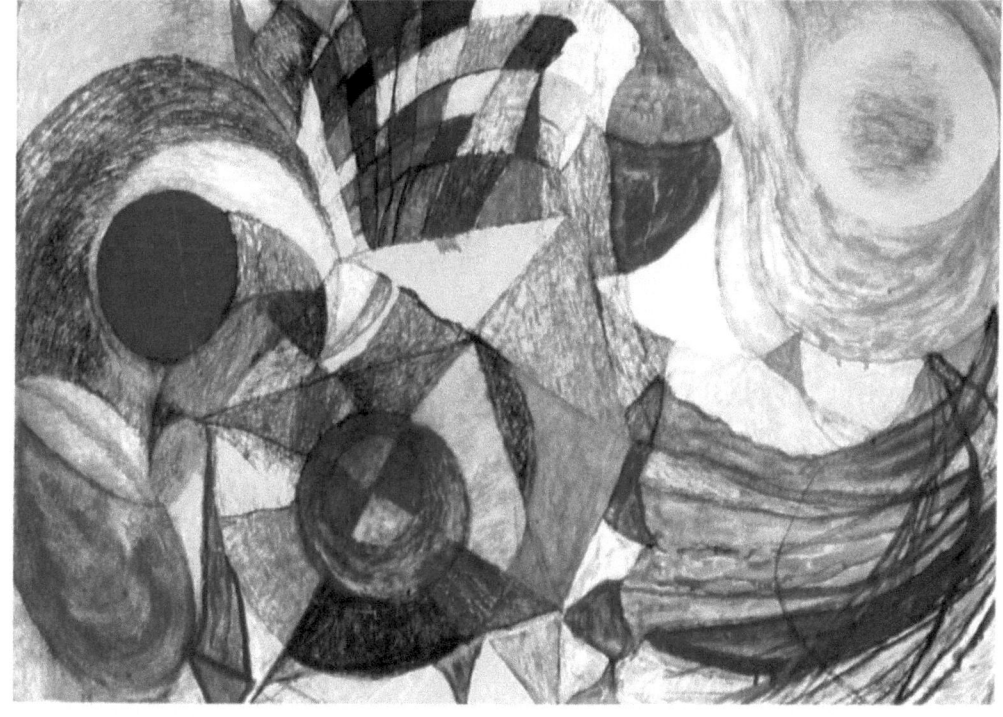

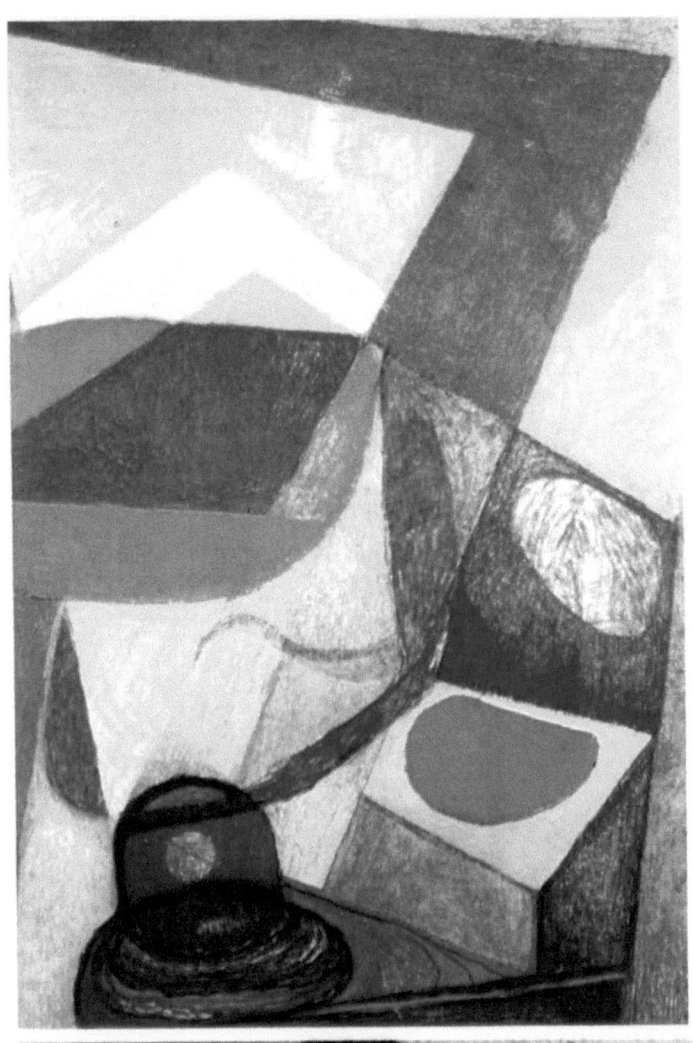
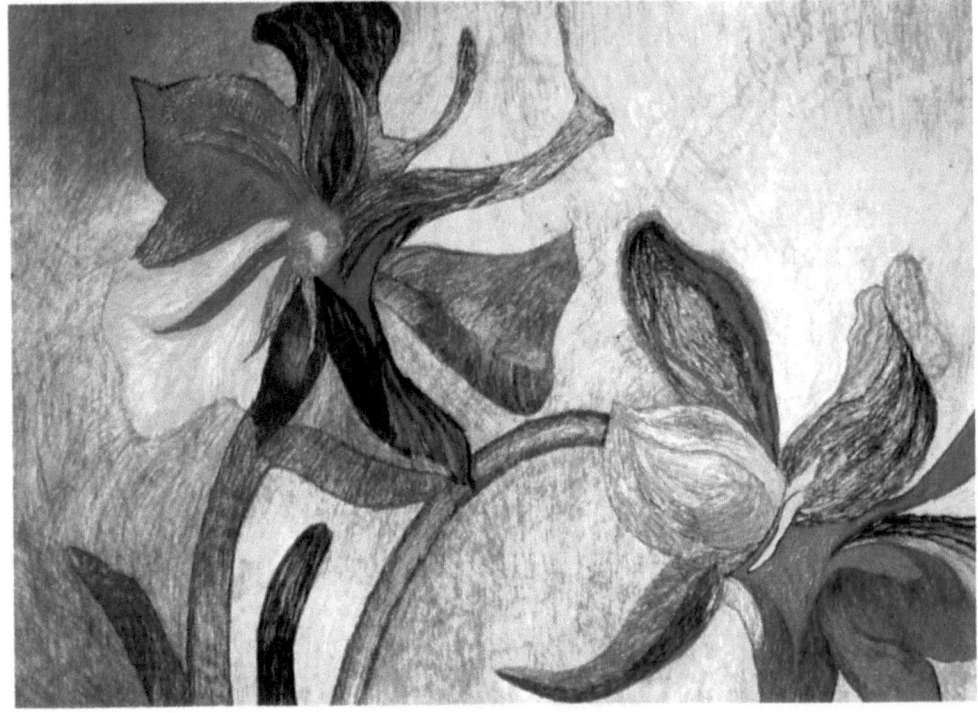

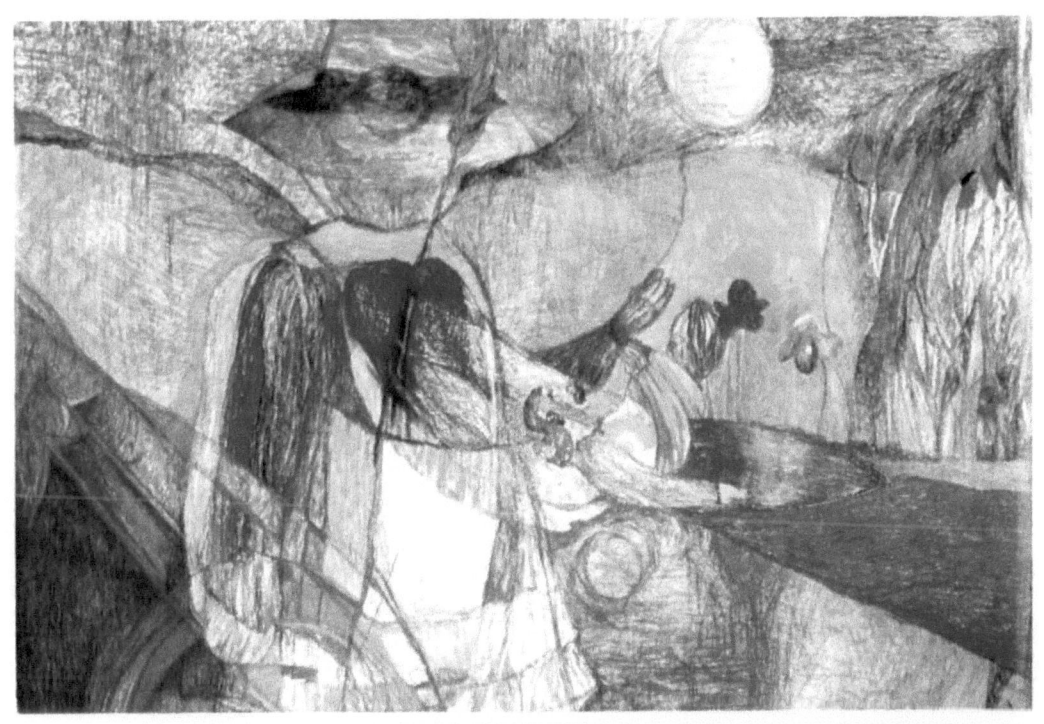
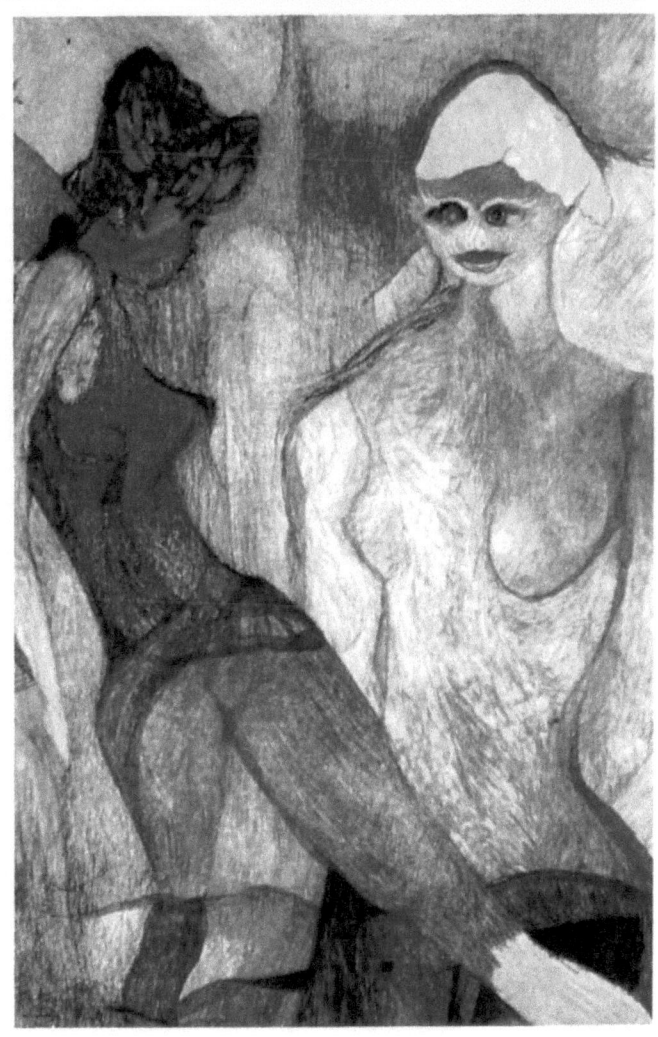

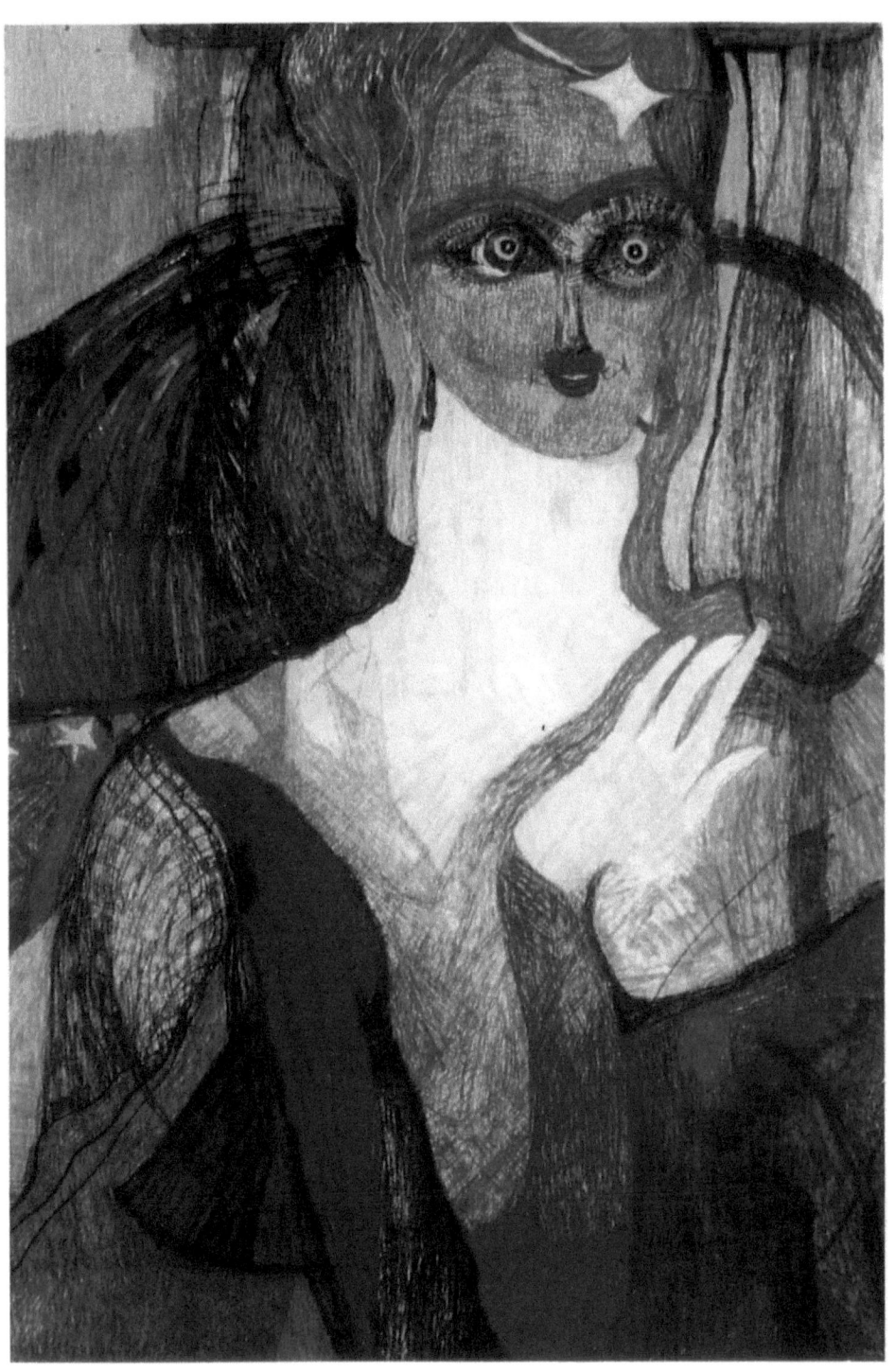

Das letzte Bild von Else während der Maltherapie. E31

Die maltechnischen Grundlagen und allgemeine, die Therapie fördernde Maßnahmen

Zeichen- und Maltechniken

Die erste Begegnung des Patienten mit den Medien Zeichnen und Malen ist von großer Bedeutung für den Verlauf der Therapie. Die Motivation des Patienten kann nur durch sorgfältige Themenwahl in Verbindung mit dem geeigneten Ausdrucksmittel, einer der Situation und den Möglichkeiten des Kranken angepaßten Technik erreicht werden. Deshalb unterscheiden wir im folgenden zwischen geeigneten und ungeeigneten Arbeitsmitteln. Damit erfolgt keine grundsätzliche qualitative Bewertung, sondern eine Beurteilung nach der therapeutischen Einsetzbarkeit und Wirksamkeit.

Geeignet
- *Aquarellfarben*
- *Wachsmalstifte*
- *Holzfarbstifte*
- *Holzkohle*
- *Graphitstifte*
- *Kreiden*
- *Tusche mit Pinsel*
- *Rund- oder Rohrfeder (mit Einschränkung)*
- *Drucken*
- *Fingerfarben*

Ungeeignet
- *Ölfarben*
- *Abtönfarben*
- *spitze Zeichengegenstände*
- *Filzstifte*

Die *Aquarellfarbe* ist ein »schnelles« Arbeitsmaterial, das rasch zum bildnerischen Ausdruck führt und damit besonders hilfreich beim Abbau von Angst und Verkrampfungen ist. Sie füllt, besonders bei der Naß-in-naß-Anwendung, schnell die Blattfläche, so daß sich der Patient leichter an das Arbeiten in großen Formaten gewöhnt. Die Besonderheit des Aquarells liegt außerdem in der Transparenz der Farben, die ein stark sensibilisierendes Arbeiten ermöglicht. Der Patient kann mehrmals übermalen, ohne Vorhergehendes zu verlieren. Sowohl das Übereinanderlegen von Farbschichten als auch die Mischung fördern das Farb- und Lichterleben.

Die Aquarelltechnik ermöglicht großflächige lockere Farbübungen bis hin zu feinstmodellierten malerischen Farbverläufen.

Wachsmalstifte sind ein Arbeitsmittel von festerem Charakter (Übereinandermalen ist jedoch auch möglich); ihre Verwendung bedeutet eine stärkere physische Belastung des Patienten (Aufdrücken des Stiftes im Gegensatz zur leichteren Pinselführung). Sie können befreiend wirken durch die Aufnahme überschießender Kräfte.

Holzkohle ist ein schnelles und dankbares Skizzenmaterial bei der Anlage von Bildern (Erfassung der Umrisse, Aufteilung der Bildfläche). Mit Holzkohle kann sowohl gezeichnet als auch gewischt werden, wodurch sich die Ausdrucksmöglichkeiten vervielfältigen.

Holzfarbstifte verlangen eine stärkere Differenzierung, die genauere Erfassung von Details und gesteigertes Durchhaltevermögen des Patienten. Auch sie können übereinandergearbeitet werden, so daß Mischungen entstehen, die auf das Farberleben und das Räumlichkeitsempfinden einwirken.

Graphitstifte und *Kreiden* sind vielseitig verwendbar. Verschiedene Härte- und Weichheitsgrade fördern die taktile Sensibilität und die Hell-dunkel-Arbeit ermöglicht die Entwicklung der Lichtführung im Bild. Auch die Rolle des Lichtes für die Stimmung im Bild wird deutlich. Dicke Graphitstifte eignen sich besonders zum »rhythmischen Zeichnen«.

Tusche wird mit dem Pinsel verarbeitet. Nur in Ausnahmefällen kommt die Feder zur Anwendung, da die minutiöse Strich-um-Strich-Arbeit den unvorbereiteten Patienten in Details verstrickt, so daß er den Überblick verliert. Statt zu spielerischer Entwicklung kommt es zur Verkrampfung. Auch bei der Tusche bietet die Kombination von Strich und Lavierung vielfältige Ausdrucksmöglichkeiten.

Das *Drucken* beinhaltet einen Herstellungsprozeß, bei dem die sinnvolle Aufeinanderfolge verschiedener Arbeitsgänge geübt und nachvollzogen werden kann. Eine entsprechende Aufnahmefähigkeit des Patienten ist Voraussetzung.

Fingerfarben dienen dem elementarsten Einstieg in die Maltherapie. Sie sollten jedoch nur als Übergangsstadium betrachtet und möglichst bald durch weiterführende Techniken abgelöst werden.

Sowohl die *Öl-* als auch die *Abtönfarben* sind aufgrund ihrer geringen Lichtdurchlässigkeit wenig für die therapeutische Arbeit geeignet. Ein wirkliches Raum- und Formerleben kann hier nur durch künstlich gesetzte »Lichter« erreicht werden, was fortgeschrittene technische Kenntnisse voraussetzt. Das Aquarell kann dagegen ohne Vorkenntnisse und bei geringer Motivation des Patienten eingesetzt werden, wie es unsere Bildbeispiele im einzelnen verdeutlichen. Die Verarbeitung von Öl- und Abtönfarben stellt spezielle Ansprüche, die dem Patienten von der technischen Seite her zunächst zuviel abverlangen, so daß er sich nicht frei entfalten kann.

Spitze Zeichengegenstände und Filzstifte führen leicht zu Verhärtung und Verkrampfung, wobei der freie Umgang mit der Gesamtheit des Bildes verlorengeht. Entsprechend schwierig ist die Erarbeitung größerer Formate.

Filzstifte können nicht so differenziert wie die Holzfarbstifte übereinandergearbeitet werden, um Farbmischungen und -modellierungen zu erzeugen. Auch die »Dichte« des Striches und damit der Hell-dunkel-Spielraum ist durch unterschiedlich starkes Auftragen beim Filzstift nicht möglich.

Das Format

Die Arbeiten der klinischen Maltherapie werden bis auf wenige Ausnahmen in großen Formaten (61 × 43 cm) angefertigt. Das große Format verhindert »Miniaturmalerei« und fördert neben der Mal*bewegung* des Kranken auch seine Ausdauer und Arbeitsintensität. Farben können auf größeren Flächen besser wirken, so die Empfindungen des Malenden besser mitteilen und entsprechende Rückwirkungen haben. Letztlich bestärkt das große Format das Gefühl des Kranken, »sichtbar« etwas geleistet zu haben.

Wahl und Durchführung des Themas

Die Wahl der Themen innerhalb der Bilderreihe sollte auf einen inneren Zusammenhang gegründet sein, der sich aus den Ergebnissen der Therapiestunden, aus dem Interesse des Kranken sowie aus den vom Therapeuten für erforderlich gehaltenen Maßnahmen ergibt. Isolierte Themen sind dem aufbauenden Verlauf der Therapie eher abträglich.

Die Themenwahl sollte ebenso eine langsame, aber stetige Steigerung der Anforderungen beinhalten, so daß dem Patienten eine fortschreitende Entwicklung seiner bildnerischen Möglichkeiten bewußt wird.

Zur Durchführung ist zu bemerken, daß ein Bild niemals erzwungen werden darf. Bewältigt der Patient das Thema noch nicht, so bleibt das unvollständige Bild stehen. Es soll jedoch nicht gänzlich fallengelassen, sondern während der folgenden Arbeitsschritte wieder aufgenommen und weitergeführt werden. Diese Wiederaufnahme ist für das Erfolgserleben des Patienten von größter Wichtigkeit. Die Wahl des einzelnen Themas sollte die Neigungen des Patienten berücksichtigen, so daß er sich mit seiner Arbeit auch inhaltlich verbinden kann. Ausnahmen stellen solche Themen oder Übungen dar, die der inneren Festigung bzw. der Lösung oder Öffnung des Patienten dienen.

Die räumlichen Gegebenheiten

Jeder Mensch, der konzentriert und ungestört arbeiten will, braucht dazu eine entsprechende Umgebung. Das gilt in besonderem Maße für den kranken Menschen, der sehr viel stärker kräftemäßig beansprucht wird und sich am Anfang nicht aus einer künstlerischen Motivation heraus mit dem Medium Malen beschäftigt. Die passende räumliche Umgebung stellt einen entscheidenden Beitrag zur Förderung der Arbeitsmotivation dar. Für die Maltherapie sollte ein lichter Raum zur Verfügung stehen, in dem der Patient sich wohlfühlen kann. Die Atmosphäre des Raumes (Einbeziehen von Pflanzen, Bildern, Mineralien und ähnlichen, die Phantasie ansprechenden Objekten) bietet dem Malenden wichtige Anregungen. Dem Patienten sollte ein ausreichender Freiraum bei der Arbeit verschafft werden, damit er sich beim Malen nicht beobachtet oder überwacht fühlt. Nur so ist ein »gesundes« Arbeitsklima gewährleistet, das nicht die Krankheit oder den Kranken, sondern das Medium Malen ganz frei in den Vordergrund stellt.

Der Umgang mit dem Bildmaterial

Die Bilder der Patienten werden nach Beendigung des Malprozesses sorgfältig behandelt und aufbewahrt. Dies ist auch unter dem Gesichtspunkt sehr wichtig, daß der Patient sich mit seinen Arbeiten identifizieren und ihnen einen entsprechenden Wert beimessen soll. Die Bilder werden nach dem Trocknen in einer für jeden Patienten eigens angelegten Mappe in chronologischer Reihenfolge abgelegt, so daß der Rückblick auf die vorangegangenen Arbeitsabschnitte und Entwicklungsstufen jederzeit möglich ist. Ebenso wichtig ist das Rahmen einzelner Arbeiten und deren Ausstellung im Klinikbereich, um den Dialog der Patienten untereinander anzuregen und um den Malenden während der Therapie in die Gemeinschaft zu integrieren. Auf diese Weise wird die Auseinandersetzung des Patienten mit dem gemalten, erarbeiteten Bild auf anderer Ebene fortgesetzt, was den Gesundungsprozeß zusätzlich positiv beeinflussen kann. Darüber hinaus verstärkt das Interesse der Mitpatienten in den meisten Fällen die Motivation des Kranken, und auch dies ist seiner aktiven inneren Teilnahme am Malprozeß sehr förderlich.

Nachwort: Der Bilderreichtum im Menschen

Wir haben in unseren Betrachtungen die Kunst als Trägermedium des therapeutischen Prozesses bezeichnet und ihre Wirkung mit dem Hinweis auf die Harmonisierung der Vorgänge im Menschen begründet.
Dabei bleibt zunächst offen, ob und wie diese tiefgehende Verknüpfung des »Bildnerischen«, Künstlerischen mit dem *ureigentlich Menschlichen* zu erfassen und zu deuten ist. Auf der Suche nach der Klärung dieser Frage kommt uns ein der Wissenschaft bekanntes und nachgewiesenes Phänomen zu Hilfe: Das Denken des Menschen, das von Vorstellungen ausgeht, vollzieht sich nicht in Wörtern, Sequenzen, Formeln oder Symbolen, sondern in Bildern. Die geistige Fähigkeit, die sich an ein Medium binden will, bedient sich demnach der visuellen Möglichkeit. Folglich erscheint die Rolle des bildnerisch-künstlerischen Elements in der Therapie noch tiefer begründet als zunächst angenommen. Ob wir hören, riechen, schmecken oder fühlen, alle Wahrnehmungen sinnlicher Art treten in Form von mehr oder weniger klaren Bildern in unser Bewußtsein. Die Bilder sind das »Sinnliche« und das »Sinngebende« zugleich, denn nur aufgrund ihres Vorhandenseins ist die gedankliche Erfassung und Auseinandersetzung mit unserer Innen- und Außenwelt möglich.
Alles, was der Mensch im Laufe seiner Entwicklung und im fortschreitenden Alter erlebt, bleibt ihm als (wenn auch zuweilen undeutliches) Bild in Erinnerung. Je nach Entwicklungsstufe, Alter und Art der Lebenserfahrungen unterscheiden sich die Bilder eines Menschen von denen anderer. Der Mensch erfährt eine individuelle »Bildung« bzw. Prägung, die wiederum dafür sorgt, daß alles Neue auf ganz bestimmte Art und Weise aufgenommen und eingeordnet wird. Im gleichen Maße, wie die Möglichkeiten der Prägung vermutlich unbegrenzt sind, können die Empfindungen und Reaktionen eines Individuums nur annähernd erfaßt und höchstens grob schematisiert und kategorisiert werden. Die einem Menschen innewohnenden Bilder sind unbedingter Ausdruck seiner Entwicklung und seiner lebensgebundenen Situation. Er ist »gebildet« oder »verbildet«; je nach Sensibilisierung ist er reich oder arm an Bildern.
Damit wird deutlich, wie *unmittelbar* das über die Sinne ansprechende Künstlerische dem Seelisch-Geistigen des Menschen *zuträglich* ist – ob

die Musik, die Plastik, die Malerei oder der Tanz, sie alle sind aus dem rein Sinnlichen konzipiert und speziell auf die sinnliche Wahrnehmung ausgerichtet. Die Intensität der künstlerischen Vorgabe ist ausschlaggebend für die Intensität der Wahrnehmung und damit für Ausmaß und Art des Niederschlages, der Rezeption bzw. des »Prägeeffekts« im Menschen. Es ist also möglich, durch die Vorgabe von Bildern auf künstlerischem Wege Einfluß auf den Menschen zu nehmen. Nur in der Empfänglichkeit für Bilder bewahrt der Mensch eine gewisse geistige Durchlässigkeit, die sich je nach Art der Einwirkung positiv oder negativ auswirken kann.

Die künstlerische Therapie basiert somit auf der bewußten Vorgabe von Bildern, deren Inhalt und Wesensart sich nur aus der Zusammenarbeit mit dem Kranken ergeben kann. Erst das Phänomen der Aufnahme und Verarbeitung eines vorgegebenen Bildes ermöglicht Rückschlüsse auf bereits Vorhandenes und damit die Ausrichtung der Therapie.

Wie schon erwähnt, ist die Vielfalt, der Reichtum an Bildern abhängig vom Ausmaß der Förderung sinnlicher Wahrnehmung beim Menschen. Die *Fähigkeit* der sinnlichen Wahrnehmung ist folglich die Voraussetzung für die Aufnahme von Bildern und somit für die therapeutische Einflußnahme überhaupt. Deshalb kann es nicht genügen, den Patienten einfach malen zu lassen. Es muß eine Öffnung, eine Schulung oder Umschulung der Wahrnehmungsmöglichkeiten stattfinden, um darauf aufbauend *neue* Bilder vermitteln zu können.

Je nach Schweregrad der Erkrankung (die die sinnliche Wahrnehmung verzerrt oder auslöscht) bestimmt dieser Öffnungsprozeß einen mehr oder minder großen Teil der Therapie. In den Bilderreihen der Patienten ist der Übergang vom reinen Öffnungsprozeß zur therapeutisch-fortschreitenden Entwicklung deutlich nachzuvollziehen. Ohne den Öffnungsvorgang muß eine künstlerische Therapie an der Oberfläche der Vorgänge stehenbleiben, müßte man von »Armut« der Therapie sprechen. Mit dem Zugang zur Bilderwelt des Kranken, mit dem Erfassen seiner geistigen Strukturen, steht und fällt die Wirksamkeit jedweder Therapie. Ist der Zugang jedoch erreicht, so entfalten die durch die Therapie vermittelten Bilder eine eigengesetzliche Wirksamkeit. Jedes Bild stellt Bezüge zu Vorhandenem her, so daß, netzartigen Verflechtungen ähnlich, eine fortschreitende Einflußnahme möglich wird. Je intensiver der künstlerische Prozeß in zeitlich angemessener Weise stattfindet, desto mehr Bezüge stellen sich her, desto weiträumiger wird der Kranke von den Vorgängen erfaßt. Hier beginnt die Heilung im Sinne der anfangs formulierten Definition (Fußnote 2).

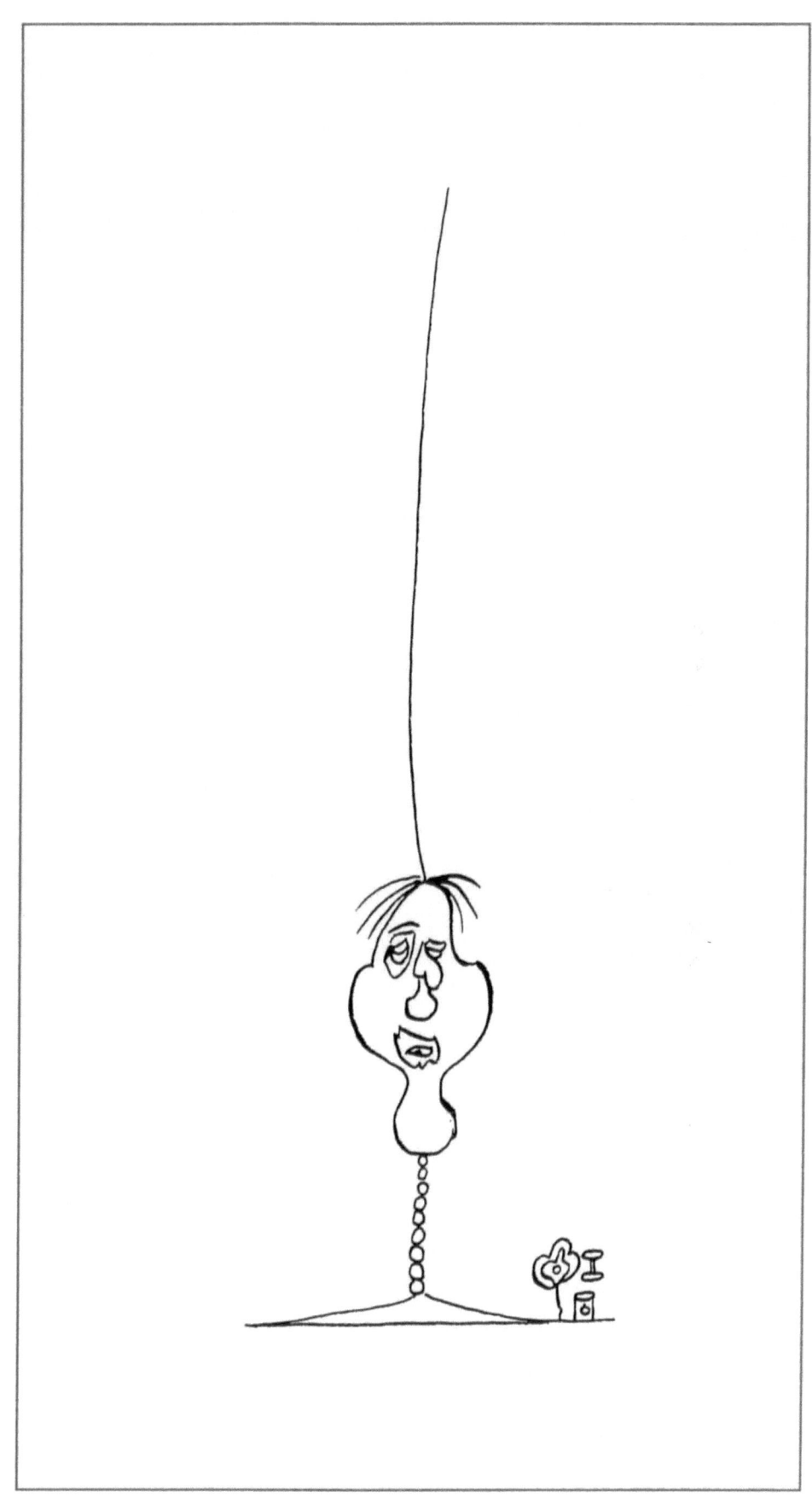

Literatur

Medizin, Psychologie und Pädagogik

Aebli H (1971) Über die geistige Entwicklung des Kindes. Klett, Stuttgart
Aichhorn A (1977) Verwahrloste Jugend. Huber, Stuttgart
Ammon G (1972) Gruppendynamik der Aggression. Pinel, Berlin
Asperger H (1968) Heilpädagogik. Springer, Wien

Balint M (1976) Der Arzt, sein Patient und die Krankheit. Klett, Stuttgart
Barz H (1978) Praktische Psychiatrie. Huber, Bern
Battegay R, Trenkel A (1978) Die therapeutische Beziehung. Huber, Bern
Bauer M et al (1980) Psychiatrie: Psychosomatik – Psychotherapie, 3. Aufl. Thieme, Stuttgart New York
Beck AT (1979) Wahrnehmung der Wirklichkeit und Neurose. Pfeiffer, München
Begemann E (1970) Die Erziehung der sozio-kulturell benachteiligten Schüler. Schrödel, Hannover
Benedetti G (1975) Psychiatrische Aspekte des Schöpferischen und schöpferische Aspekte der Psychiatrie. Van den Hoek & Rupprecht, Göttingen
Bergler R, Six U (1979) Psychologie des Fernsehens. Huber, Stuttgart
Bettelheim B (1977) Kinder brauchen Märchen. Deutsche Verlagsanstalt, Stuttgart
Bierbaumer N (Hrsg) (1977) Psychophysiologie der Angst. Urban & Schwarzenberg, München
Biermann G (1971) Handbuch der Kinderpsychiatrie, Bd I u. II. Reinhardt, München
Biermann G (1972) Die psychosoziale Entwicklung des Kindes in unserer Zeit. Reinhardt, München
Blackham GJ (1971) Der auffällige Schüler. Beltz, Weinheim
Bleuler M (1975) Lehrbuch der Psychiatrie. Springer, Berlin Heidelberg New York
Borneman E (1981) Reifungsphasen der Kindheit. Jugend & Volk, München
Bräutigam W (1980) Medizinisch-psychologische Anthropologie. Wissenschaftliche Buchgesellschaft, Darmstadt
Brooks CV (1979) Erleben durch Sinne. Junfermann, Paderborn
Butello W (1979) Chronische Angst. Urban & Schwarzenberg, München
Chasseguet-Smirgel J (1977) Psychoanalyse der weiblichen Sexualität. Suhrkamp, Frankfurt
Cohn RC (1975) Psychoanalyse. Klett, Stuttgart
Collipp PJ (1978) Fettsucht im Kindesalter. Hippokrates, Stuttgart
Davidson PO (Hrsg) (1980) Angst, Depression und Schmerz. Pfeiffer, München
Davison GC, Neale JM (1979) Klinische Psychologie. Urban & Schwarzenberg, München
Dührsen A (1973) Psychotherapie bei Kindern und Jugendlichen. Van den Hoek & Rupprecht, Göttingen

Eggers C (1973) Verlaufsweisen kindlicher und praepuberaler Schizophrenie. Springer, Berlin Heidelberg New York (Monographien aus dem Gesamtgebiete der Psychiatrie, Bd 9)

Ehrhardt H (Hrsg) (1975) Aggressivität, Dissozialität, Psychohygiene. Huber, Bern

Engel SW, Engelhardt D von (Hrsg) (1978) Kriminalität und Verlauf. Kriminalistik, Heidelberg

Ferstl R, Kraemer S (Hrsg) (1976) Abhängigkeiten. Urban & Schwarzenberg, München

Florin I, Tunner W (Hrsg) (1975) Therapie der Angst. Urban & Schwarzenberg, München

Givner A, Graubard PS (1979) Pädagogische Verhaltensmodifikation. Kamp, Bochum

Goedmann MH, Koster H (1972) Was tun mit diesem Kind. Beltz, Weinheim

Goldfried MR, Davison GC (1979) Klinische Verhaltenstherapie. Springer, Berlin Heidelberg New York

Grawe K (1976) Differentielle Psychotherapie I. Huber, Bern

Guggenbühl-Craig A (1978) Macht als Gefahr beim Helfer. Karger, München

Haley JAY (1978) Die Psychotherapie Milton H. Ericksons. Pfeiffer, München

Harbauer H, Lempp R, Nissen G, Strunk P (1980) Lehrbuch der speziellen Kinder- und Jugendpsychiatrie. Springer, Berlin Heidelberg New York

Hartig M (1973) Selbstkontrolle. Urban & Schwarzenberg, München

Hausbrandt F, Gstirner F (1978) Handbuch der Störwirkungen durch Pharmaka. Fischer, Berlin

Hauss K (1970) Emotionalität und Wahrnehmung. Hogrefe, Göttingen

Hentig H von (1960) Die Schule zwischen Bewahrung und Bewährung. Klett, Stuttgart

Hilsheimer G von (1975) Verhaltensgestörte Kinder und Jugendliche. Maier, Ravensburg

Hoffmann N (1976) Depressives Verhalten, Psychologische Modelle der Ätiologie, Müller, Salzburg

Husemann F (1977) Das Bild des Menschen als Grundlage der Heilkunst, Bd I u. II. Freies Geistesleben, Stuttgart

Jervis G (1978) Kritisches Handbuch der Psychiatrie. Syndikat, Frankfurt

Kendell RE (1978) Die Diagnose in der Psychiatrie. Enke, Stuttgart

Klimann G (1973) Seelische Katastrophen und Notfälle im Kindesalter. Hippokrates, Stuttgart

Koestler A (1980) Die Armut der Psychologie. Scherz, München

Leuner H (1980) Katathymes Bilderleben. Huber, Stuttgart

Lidz T (1976) Der gefährdete Mensch. Fischer, Frankfurt

Meermann R (Hrsg) (1981) Anorexia nervosa. Enke, Stuttgart

Meierhofer M, Keller W (1973) Frustration im frühen Kindesalter. Huber, Stuttgart

Meves C (1976) Freiheit will gelernt sein. Herder, Freiburg

Moser T (1970) Jugendkriminalität und Gesellschaftsstruktur. Suhrkamp, Frankfurt

Nissen G (1971) Depressive Syndrome im Kindes- und Jugendalter. Springer, Berlin Heidelberg New York (Monographien aus dem Gesamtgebiete der Psychiatrie, Bd 4)

Nissen G (Hrsg) (1977) Intelligenz, Lernen und Lernstörungen. Springer, Berlin Heidelberg New York

Queckelberghe R van (1979) Systematik der Psychotherapie. Urban & Schwarzenberg, München

Petersen P (1984) Idee einer Gemeinschaft für Therapie und Kunst. Musikther Umsch 5

Petzold H (1977) Gestaltpädagogik. Pfeiffer, München

Petzold H (1977) Die neuen Körpertherapien. Junfermann, Paderborn
Piaget J (1975) Der Aufbau der Wirklichkeit beim Kinde. Klett, Stuttgart
Piaget J (1975) Nachahmung – Spiel und Traum. Klett, Stuttgart
Piaget J (1975) Die Entwicklung des Erkennens, Bd I u. III. Klett, Stuttgart
Piaget J, Inhelder B et al (1975) Die Entwicklung des räumlichen Denkens beim Kinde. Klett, Stuttgart
Piaget J, Inhelder B, Szeminska A (1975) Die natürliche Geometrie des Kindes. Klett, Stuttgart
Plokker JH (1969) Zerrbilder. Hippokrates, Stuttgart
Pohlmeier H, Schmidke A, Welz R (1983) Suizidales Verhalten. Roderer, Regensburg
Polster E, Polster M (1975) Geist und Psyche. Gestalttherapie. Kindler, München
Poustka F, Spiel W (Hrsg) (1975) Kongreßberichte: Therapien in der Kinder- u. Jugendpsychiatrie, Bd I u. II. Egermann, Wien
Putscher M (1978) Die fünf Sinne, Beiträge zu einer medizinischen Psychologie. Moos, München
Rossi E (Hrsg) (1978) Physiologie und Pathologie der Pubertät. Pädiatr Fortbildungskurse Prax 23
Scherler K (1975) Sensomotorische Entwicklung und materiale Erfahrung. Hofmann, Schorndorf
Schimmelpenning GW (Hrsg) (1980) Psychiatrische Verlaufsforschung. Huber, Stuttgart
Schmidchen S (1978) Handeln in der Kinderpsychotherapie. Kohlhammer, Stuttgart
Schultz-Henck H (1978) Der gehemmte Mensch. Thieme, Stuttgart
Schumacher EF (1978) Die Rückkehr zum menschlichen Maß. Rowohlt, Reinbek
Shepherd M, Oppenheim B, Mitchell S (1973) Auffälliges Verhalten bei Kindern. Van den Hoek&Rupprecht, Göttingen
Spiel W (1976) Die Therapie in der Kinder- und Jugendpsychiatrie. Thieme, Stuttgart
Steiner R (1968) Allgemeine Menschenkunde als Grundlage der Pädagogik. Verlag der Rudolf-Steiner-Nachlaßverwaltung, Dornach
Szasz TS (1978) Recht, Freiheit und Psychiatrie. Europa, München
Tausch R, Tausch AM (1973) Erziehungspsychologie. Hogrefe, Göttingen
Villinger W, Stutte H (Hrsg) (1962) Jahrbuch für Jugendpsychiatrie und ihre Grenzgebiete, III. Huber, Bern
Vogt H (1980) Das Bild des Kranken. Bergmann, München
Watzlawick P (1978) Die Möglichkeit des Andersseins. Huber, Bern
Watzlawick P, Beavin JH, Jackson DD (1974) Menschliche Kommunikation. Huber, Bern
Wolff S (1970) Kunsttherapeutische Kurse in der Bremer Strafanstalt. Z Kriminalpäd -ther 19

Kunst, Kunsterziehung und Philosophie

Arnheim R (1977) Zur Psychologie der Kunst. Kiepenheuer&Witsch, Köln
Baumeister W (1947) Das Unbekannte in der Kunst. Schwab, Stuttgart
Bihalji-Merin O (1974) Bild und Imagination. Bucher, Frankfurt

Daucher H (1972) Didaktik der bildenden Kunst. Don Bosco, München
Dempf A (1959) Die unsichtbare Bilderwelt. Benziger, Köln
Goethe JW von (1874) Farbenlehre. In: Goethes sämtliche Werke, Bd 15. Cotta, Stuttgart
Gollwitzer G (1958) Die Kunst als Zeichen. Wissenschaftliche Buchgemeinschaft, München

Gombrich EH, Hochberg J, Black M (1977) Kunst, Wahrnehmung, Wirklichkeit. Suhrkamp, Frankfurt
Grassi E (1970) Macht des Bildes, Ohnmacht der rationalen Sprache. Du Mont, Köln
Heidegger M (1960) Der Ursprung des Kunstwerks. Reclam, Stuttgart
Huxley A (1954) Die Pforten der Wahrnehmung. Piper, München
Itten J (1980) Elemente der bildenden Kunst. Maier, Ravensburg
Jung CG (1968) Der Mensch und seine Symbole. Walter, Olten
Jung CG (1971) Über das Phänomen des Geistes in Kunst und Wissenschaft. Walter, Olten
Jung CG (1972) Psychologie und Alchemie. Walter, Olten
Kandinsky W (1952) Über das Geistige in der Kunst. Benteli, Bern
Kepes G (1944) Sprache des Sehens. Kupferberg, Mainz Berlin
Klee P (1925) Pädagogisches Skizzenbuch. Langen, München
Klee P (1956) Das bildnerische Denken. Schwabe, Basel Stuttgart
Klee P (1970) Unendliche Naturgeschichte. Schwabe, Basel Stuttgart
Kokoschka O (1957) Die Kunst unserer Tage und die Anschauungswelt. In: Erziehung zur Menschlichkeit. Festschrift für Eduard Spranger. Niemeyer, Tübingen, S 63–67
Kunstverein Hannover (1983) Zwischen Kunst und Psychiatrie. Kunstverein, Hannover
Kusenberg K (1955) Mit Bildern leben. Piper, München
Löwenfeld V (1957) Die Kunst des Kindes. Verlag öffentliches Leben, Frankfurt
Lützeler H (1980) Wozu eigentlich Kunst? Eine Antwort für jedermann. Lübbe, Bergisch-Gladbach
Malraux A (1949) Psychologie der Kunst. Das imaginäre Museum. Klein, Baden-Baden
Masters REL, Houston J (1971) Psychedelische Kunst. Knaur, München
Moessel E (1938) Vom Geheimnis der Form und der Urform des Seins. Deutsche Verlagsanstalt, Stuttgart Berlin
Navratil L (1976) Schizophrenie und Sprache, Schizophrenie und Kunst. Deutscher Taschenbuch-Verlag, München
Navatril L (1983) Die Künstler aus Gugging. Medusa, Wien
Otto G (1964) Kunst als Prozeß im Unterricht. Westermann, Braunschweig
Otto G (1974) Didaktik der Ästhetischen Erziehung. Westermann, Braunschweig
Otto G, Zeinert HP (1975) Grundfragen der Kunstpädagogik. Rembrandt, Berlin
Pfennig R (1967) Gegenwart der bildenden Kunst. Isensee, Oldenburg
Prinzhorn H (1968) Bildnerei der Geisteskranken. Springer, Berlin Heidelberg New York
Pütz RM (1981) Kunsttherapie (Maltherapie). Bertelsmann, Bielefeld
Read H (1951) Wurzelgrund der Kunst. Suhrkamp, Frankfurt
Read H (1953) The dynamics of art. Mohn, Gütersloh (Eranos-Jahrbuch, Bd 21)
Read H (1960) Die Kunst der Kunstkritik. Mohn, Gütersloh
Read H (1962) Erziehung durch Kunst. Knaur, München Zürich
Rohrbach H (1973) Naturwissenschaft, Weltbild und Glaube. Brockhaus, Wuppertal
Sandoz (Fa.) (Hrsg) (bis 1977) Psychopathologie und bildnerischer Ausdruck, Serie 1–24. Sandoz, Nürnberg Basel
Schiller F von (1961) Über die ästhetische Erziehung des Menschen (in einer Reihe von Briefen). Verlag Freies Geistesleben, Stuttgart
Schuster M (1978) Kunst – Psychologie, Wodurch Kunstwerke wirken. Du Mont, Köln
Sedlmayr H (1950) Verlust der Mitte. Müller, Salzburg
Sedlmayr H (1978) Kunst und Wahrheit. Mäander, Mittenwald

Steiner R (1975) Kunst und Kunsterkenntnis. Verlag Freies Geistesleben, Stuttgart
Thorn E (1951) Künstler über Kunst. Klein, Baden-Baden
Tritten G (1972) Erziehung durch Form und Farbe. Klett, Stuttgart
Wentinck C (1974) Moderne und primitive Kunst. Herder, Freiburg
Winzinger F (1954) Kunstbetrachtung, T 2. Rembrandt, Berlin

Originalformate der Bilder   *A 1 –A 13:* 43 × 61 cm; *B 1 –B 32:* 30,5 × 43 cm; *B 33 –B 36:* 21 × 30 cm; *C 1 –C 14:* 43 × 61 cm; *C 15 –C 18:* 40 × 40 cm; *D 1 –D 18:* 43 × 61 cm; *E 1 –E 3:* 30,5 × 43 cm; (bei E 1 und E 2 jeweils *a* und *b*); *E 4 –E 9:* 43 × 61 cm; *E 10 –E 22:* 43 × 61 cm; (bei E 10 und E 11 jeweils *a* und *b*); *E 23:* 43 × 61 cm; (bei E 23 *a* und *b*); *E 24 –E 31:* 75 × 100 cm

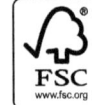

MIX
Papier aus verantwortungsvollen Quellen
Paper from responsible sources
FSC® C105338

If you have any concerns about our products,
you can contact us on
ProductSafety@springernature.com

In case Publisher is established outside the EU,
the EU authorized representative is:
Springer Nature Customer Service Center GmbH
Europaplatz 3, 69115 Heidelberg, Germany

Printed by Libri Plureos GmbH
in Hamburg, Germany